ねころんで読める
新しいリハビリ

内部障害リハビリテーションの驚くべき効果

東北大学病院リハビリテーション部長
東北大学大学院医学系研究科
内部障害学分野教授
上月 正博

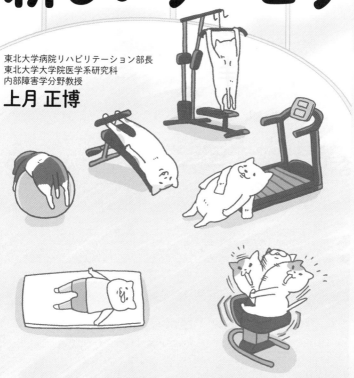

MC メディカ出版

はじめに

　医療スタッフにねころんで気楽に読んでもらいながら、患者の生活機能や運動機能を改善でき、生命予後の延長まで達成できる方法をお伝えするのが本書のねらいです。

　2011年の米国医学雑誌に、「70歳以上の入院患者の30％以上は、入院時には認められなかった新たな障害を抱えて退院することになる。これを『入院関連機能障害』と呼ぼう」という衝撃的な論文が掲載されました（Covinsky, KE. et al. JAMA. 306（16）, 2011, 1782-93.）。じつは、これはリハビリテーション領域では以前からよく知られた現象であり、「廃用症候群」と呼ばれてきたものです。

　入院すると、患者はすぐに病衣に着替えます。血圧測定や検温がベッド上で行われ、食事もベッドまで運ばれるのが普通です。このようにして、患者は廃用症候群になっていきます。廃用症候群は、恐ろしいことに寿命を縮めます。体の状態をよくするつもりの入院が仇となり、本来の目的とは逆の結果になるわけです。患者が歩けなくなったりするのは、患者の病気のせいではなく、かかわる医療スタッフに責任があるといっても過言ではありません。

　高齢化が進み、患者の様相が激変しました。内科治療で何とか内臓機能を維持できても、足腰が弱って生活範囲が狭くなってくる患者。内科疾患による障害に加えて、変形性関節症など運動器疾患による重複障害を抱えた患者。体力がどんどん低下する患者。家族の介護負担が増え、施設転院を余儀なくされる患者。このような患者がじつに多くみられる時代になってきました。

　今や多くのエビデンスから、体力がない高齢者や障害者こそ寝たきりにならないようにみずから体を動かす必要があること、そして、医療スタッフがこまめに運動やリハビリテーションを指導し患者を励ます必要

があることが示されています。私の勤務する東北大学病院リハビリテーション科病棟では、心臓リハビリテーションで入院した患者は、寝るとき以外は病衣のかわりにおしゃれな運動着を着て、入院中に毎日1万歩を歩いています。心不全や腎不全でも体を動かすことが優れた治療になってきたのですが、あまりご存じない人が多いようです。つまり、医療スタッフも患者も「入院」や「安静」に対する根本的な意識改革が必要なのです。

　リハビリテーションは、患者が「生活できる」「仕事に戻れる」「治らなくても元気を保てる」「QOLを改善し、寿命も延ばす」医療です。しかも「ローリスク、ローコスト、ハイリターン」です。

　リハビリテーションは、もはやリハビリテーション関連職種のみのものではありません。あらゆる医療・看護・介護に最新のリハビリテーションを取り入れていく時代になりました。このような新しいリハビリテーションの考えかたやリハビリテーションの実際とその効果を、この一冊に凝縮しました。本書を一読すれば、患者の生活機能や運動機能を改善でき、生命予後を延長させることもできます。どうかねころんで気楽に読んでみてください。そして、本書を読んで得た知識を活かすことで、患者・家族の幸せと、医療スタッフである読者のみなさんの成功をお約束いたします。

2018年5月

東北大学病院リハビリテーション部長／
東北大学大学院医学系研究科内部障害学分野教授

上月 正博

ねころんで読める
新しいリハビリ

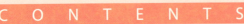
内部障害
リハビリテーションの
驚くべき効果

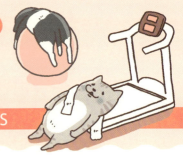

CONTENTS

はじめに 2

第1章 外傷がなくてもリハビリ？ 内部障害でもリハビリが必要なワケ

① 「安静」は治療ではない!? 8
② 「サルコペニア」「フレイル」〜安静が招くこと〜 17
③ 血液・尿検査や画像診断ではわからないこと 22
④ 内部障害リハビリは誰に行う？ 29
⑤ 内部障害リハビリの驚くべき効果 32
⑥ 超高齢社会・重複障害時代の新しいリハビリ 36

第2章 内部障害リハビリ15の常識

① 心不全があればよい適応 44
② 息切れのある呼吸器疾患患者はよい適応 46
③ 腎臓が悪ければよい適応 50
④ 肝臓病はよい適応 54
⑤ リハビリで質の高いがん医療を実現 59
⑥ 歩くと足が痛ければよい適応 61
⑦ 拘縮や筋萎縮、骨萎縮の予防ができるのはリハビリだけ 64
⑧ 認知症の進行も抑制できる 68
⑨ 高齢者の強い味方 74
⑩ 透析中はリハビリの絶好の機会 79
⑪ コンコーダンスで効果アップ 81

- ⑫ 通院しなくても効果の上がるリハビリはできる ……………… 84
- ⑬ 効果的なプログラムは運動だけにあらず ……………………… 89
- ⑭ 理学療法士だけにお任せしない ………………………………… 92
- ⑮ 最初から専門施設に依頼しない ………………………………… 94

第3章 リハビリを安全に行うための評価

- ❶ リハビリ前評価の5つのステップ ……………………………… 98
- ❷ 機能検査（第1ステップ・第2ステップ）…………………… 100
- ❸ 生活情報・日常生活機能分類（第3ステップ）……………… 105
- ❹ 栄養評価（第4ステップ）……………………………………… 107
- ❺ 身体機能・運動負荷試験（第5ステップ）…………………… 110

第4章 リハビリと栄養、薬の深い関係

- ❶ 運動できる体をつくるにはまず栄養補給 …………………… 116
- ❷ 腎不全患者の栄養を考えるうえで注意すべきこと ………… 118
- ❸ 食事記録の理想と現実 ………………………………………… 122
- ❹ 糖質制限ダイエットはどこまで本当？ ……………………… 125
- ❺ 栄養や運動に関する研究のハードル ………………………… 127
- ❻ リハビリで寿命を延ばす・薬を減らす ……………………… 129

第5章 リハビリ実践のための基本知識

- ❶ 拘縮・筋萎縮予防 ……………………………………………… 132
- ❷ 自力歩行がむずかしい場合の訓練法 ………………………… 135
- ❸ 体の動かしかたの基本と「上月の腎臓体操」……………… 137
- ❹ 麻痺のある患者の歩行補助と階段昇降 ……………………… 141
- ❺ 介助の方法 ……………………………………………………… 143
- ❻ 家屋の改造 ……………………………………………………… 147
- ❼ 寿命を延ばす5つの「らくらく運動療法」………………… 150

第6章 各種リハビリの特徴とポイント

1. 心臓リハビリテーション … 158
2. 呼吸リハビリテーション … 161
3. 腎臓リハビリテーション … 166
4. がんリハビリテーション … 170
5. レジスタンストレーニング … 172
6. ロコトレとロコトレプラス … 176
7. 運動の副作用〜運動が「両刃の剣」である理由〜 … 179

第7章 リハビリが続けられる! 効果的な励ましかた

1. 目標を共有する … 184
2. 熱く励ます … 186
3. 家庭環境や職場環境に配慮する … 188
4. 患者と家族をとにかく褒める … 190
5. 役割や趣味をもってもらう … 192

第8章 リハビリの使命

1. リハビリで本来の生活を取り戻す … 196
2. リハビリは患者への「最高のギフト」 … 199

おわりに … 202
索引 … 204
著者紹介 … 207

第 1 章

外傷がなくてもリハビリ？
内部障害でもリハビリが必要なワケ

第1章 外傷がなくてもリハビリ？ 内部障害でもリハビリが必要なワケ

1 「安静」は治療ではない!?

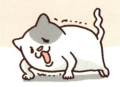

一昔前の常識も現代では非常識

　人は、病気になれば患者としてクリニックや病院を受診します。そこで重大な問題がわかれば、入院することになります。患者は、入院するときは不安でいっぱいですが、頼もしい医師や優しい看護師たちの適切な対応をみて安心します。「この機会にきちんと調べてもらい、異常のあるところをしっかり治してもらおう」と、落ち着きを取り戻すわけです。医療スタッフはそのような患者の願いを受け止めて、患者が元気になることを生きがいに日々の激務をひたすらこなしています。患者はその間、「とりあえず安静」にして医療スタッフの指示に従います。

　しかし、一昔前のこの「常識」が、今では「重大な誤り」であることを読者のみなさんはご存じでしょうか。え？ どこが間違いなの？ という人にこそ、本書を読んでほしいと思います。超高齢社会・重複障害時代のわが国においては、医療スタッフである読者のみなさんが根本的に考えを改めなければ、みなさんにも患者にも大きな災難が降りかかることになります。

「とりあえず安静」にさせることの罪

　どこが間違いかをいう前に、2分だけ時間をください。私が医師になったのは今から35年以上も前のことです。そのころは病院の外来玄関には、車いすは2〜3台も置いておけば十分でした。しかし、現在ではどうでしょうか。車いすはたくさんありますって？ そう、そのとおりです。わが国で急速に高齢化が進み、歩行困難な外来患者が激増したため、車いすをずらりと並べておか

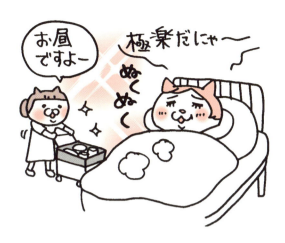

なければならなくなったのです（東北大学病院には404台あります！）。

　さらに、いったん入院してからはどうでしょうか。入院した患者はベッド上で安静にしていると、ほかにすることもないので眠くなります。確かに休んだり寝たりすれば、疲労感は軽くなります。血圧は下がり、尿蛋白も減ります。そして時間になれば、催促しなくても管理栄養士が栄養バランスやエネルギーを考え抜いた「自慢」の食事がベッドまで運ばれてきます。日々の家事や仕事から解放されて、「極楽極楽」という言葉が口をついて出てくるかもしれません。2～3日入院しただけで病気がよくなったような気すらするかもしれません。

　しかし、何かおかしくないですか？ じつは、**長い期間の安静が大問題**なのです。高齢者や虚弱者の場合は、1週間程度安静にするだけできちんと歩けなくなる場合も少なくありません。私は、肺炎の治療で安静にしていたがために歩けなくなった人を何人も見ています。高齢者や虚弱者は、もともと基礎体力・筋力が低下しており、安静にすることで体力・筋力がさらに落ちて、自立した生活が困難になるのです。竜宮城（病院）で楽な生活をしているうちに、自立できなくなり、日常生活に戻れなくなって現代版浦島太郎（患者）になってしまうというわけです。もはや現代の怪談といってもよいでしょう。

　国民全体が若かった昭和の時代ならまだしも、現代の超高齢社会では、「安静」は治療ではなく、むしろ患者の自立を妨げる有害なものになったといっても過言ではありません。

1日で2歳も老化する！〜安静は老化につながる〜

　1日動かないと、筋肉量や筋力がどのくらい低下するかご存じですか？ じつは、トイレと食事以外の時間を寝たままで過ごすと、1日で約1％の筋肉量・筋力が低下します。ましてや完全に安静にしていると、1日で約2％の筋肉量・筋力が低下するのです。人は、通常30歳を過ぎると、1つ歳をとるごとに平均1％ずつ筋肉量や筋力が低下します。ふむふむ。つまり、**たった1日の安静で何と1〜2歳も老化**してしまうのです[1]。

　たとえば足を骨折して2週間ほど安静にすると、立ち上がる際にフラフラしたり、歩くのがしんどかったり、何か急に歳をとったような感じがしたりします。2週間の安静では脚力が14〜28歳分も低下するわけですから当然です。これが30歳の人と70歳の人ではどうでしょうか。30歳の人なら58歳（30歳＋2歳×14日＝58）相当の体力になる程度ですが、70歳の人では98歳（70歳＋2歳×14日＝98）の体力まで低下するのですから、自立が怪しくなるはずです。入院するとパジャマに着替えてしまい、廊下や売店に行くのもためらって、ベッドの周りしか動かなくなりがちですが、これがじつは危険であることがおわかりいただけると思います。

　安静は楽なので患者は喜びますが、じつはやめられなくなってしまう、まさに麻薬のようなものなのです。浦島太郎が患者で、乙姫様がいつも優しい看護

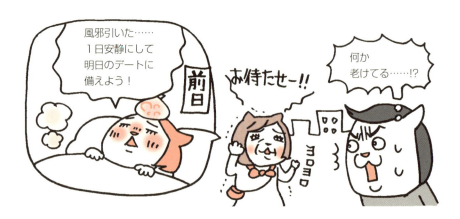

表…低活動によりひき起こされる身体諸器官における廃用症候群（文献2より）

①筋肉	筋萎縮、筋力低下（1日2%、月50%）、酸素摂取能低下
②関節	腱・靱帯・関節包の硬化・拘縮・屈伸性低下
③骨	骨粗鬆症、易骨折
④心臓	心筋萎縮、心収縮力低下、心拍出量低下、心負荷予備力低下
⑤血管	毛細管／組織比の低下、循環不全、浮腫、褥瘡
⑥血液・体液	血液量減少、貧血、低蛋白
⑦内分泌・代謝	ホルモン分泌低下、易感染、肥満、カルシウムバランス負、インスリン抵抗性の増悪、脂質異常症
⑧呼吸器	呼吸筋萎縮、無気肺、肺炎、換気血流不均等
⑨腎・尿路	腎血流減少、感染、結石、失禁
⑩消化器	消化液減少、吸収不全、便秘
⑪神経・精神心理	平衡感覚低下、認知症、幻覚、妄想、不安、不眠、うつ状態、QOL低下、起立性低血圧

師。しかし、玉手箱をあけたら、急に老け込んでしまう！ まさに、病院は現代の「竜宮城」であり、医療スタッフである読者のみなさんが、はからずも患者を老化させているわけです。

動かないとどうなる？〜安静がひき起こす廃用症候群〜

このように、安静によって全身に及ぶさまざまな有害な影響を「廃用症候群」といいます。廃用症候群には、表のようにさまざまなものがあります[2]。まず、1日の安静で2%の筋力低下、すなわち2歳分の老化が起こります。さらに重要なことに、**老化は、筋肉だけではなく全身に起こります**。具体的には、関節が拘縮して骨量が減り、骨折しやすくなります。もともと肺炎や心不全で入院して安静にした結果、退院するころには腕が挙がらなくなる、歩けなくなるなどは、典型的な廃用症候群の症状です。

廃用症候群は、内臓のはたらきや心理面、生活の質（QOL）の領域でも認められます。認知症、幻覚、妄想、不安、不眠、うつ状態もひき起こしやすくなります。肥満、糖尿病、脂質異常症が助長され、動脈硬化が進行し、心血管系の疾患を発症して寿命まで縮めます。**廃用症候群は寿命をあきらかに縮める**

ため、医療・看護本来の目的とはまったく逆の結果になります。しかもやっかいなことに、廃用症候群で低下した機能が回復するには、安静にしてきた期間の数倍を要するのです。

患者が歩けなくなる原因は医療スタッフにもある

医　師：よかったですね。肺炎が治りました。
患　者：ありがとうございます。でも、歩けなくなったのですが……。
看護師：肺炎は治ったので、命拾いしたのですよ。命が助かっただけでもよしとしなければいけませんね。
患　者：それはありがたいと思っていますが、歩けなくては妻にも負担をかけるし……。
医　師：献身的な奥様がおられて幸せですよ。さあ、明日は退院しましょう。

　竜宮城病院での回診時の患者と医療スタッフの会話の一コマです。
　読者のみなさんは、いつも患者に誠心誠意尽くしておられると思います。しかし、みなさんが患者に優しくすればするほど、患者は歩く機会が減って廃用症候群になるのです。つまり、患者が廃用症候群になる原因は医療スタッフ側にもあるといえます。
　あまり体力がない高齢者や障害者こそ、**寝たきりにならないようにみずから動く**必要があり、医療スタッフはこまめに運動やリハビリテーションを指導し、励ます必要があります。廃用症候群は、リハビリテーション科の問題ではなく、一般病棟・外来でつくられるのです。すでに患者自身ではうまく運動やリハビリテーションができない状況にある場合は、読者のみなさんが介助するか、専門のリハビリテーションスタッフにつなげる必要があります。「歩いて入院したのに、寝たきりで退院した」という例をつくらないように極力努力すべきであり、医療スタッフも患者もともに「安静はむしろ危険だ」という根本的な意識改革が必要です。
　さらに、運動療法やリハビリテーションを患者によく勧める医師ほど、自分自身の週当たりの運動回数が多い、という報告があります[3)]。すなわち、医療スタッフ自身が積極的に運動を行う必要があります。「まず隗より始めよ」（物

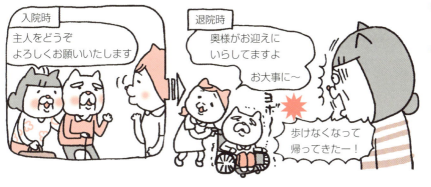

事は言い出した者から始めよ）というわけです。

運動不足のリスクは喫煙のリスクと同じ

　運動不足は、入院患者や高齢者だけの問題ではありません。超高齢社会が到来して低体力者が増加し、車やエアコンなどの文明が発展するにつれて、**運動不足は「世界的な伝染病」**になりました。安静がかえって自立を妨げたり、心血管疾患などの増加につながったりすることから、その対策が重要です[1]。そのうえ、安静は、がん、認知症、うつ病、糖尿病、メタボリックシンドローム、脂質異常症、高血圧、高尿酸血症、ロコモティブシンドロームなどのさまざまな国民病の大きな原因にもなります。

　厚生労働省は、2000年度から進めている『21世紀における国民健康づくり運動「健康日本21」』の最終評価を、2011年にまとめました。それによると、運動面では「運動を心がけている」人は増加しましたが、実際の運動量の増加にはつながらず、日常生活での歩数はかえって減っていたのです（『日経新聞』2011年10月13日）。

　もうすこしくわしく説明すると、歩数は身体活動の客観的な指標で、「健康日本21」の策定時には、10年間で歩数を約1,000歩増加させることを目標としていました。しかし、1997年と2009年を比べると、15歳以上の人の1日の平均歩数は、男性で8,202歩から7,243歩、女性で7,282歩から6,431歩へと、

約1,000歩も減少していたのです。とくに低下が目立ったのは、男女とも高齢者でした。1日1,000歩の減少は、1日約10分もの身体活動の減少を示しています。つまり、運動の重要性を認識している人は増えたにもかかわらず、そうした人も実際の行動に移すことはできていない、とくに高齢者は各自の長いあいだのライフスタイルがあり、他人からの指導にはなかなか従わない、というわけです。

私たちは、「安静の危機」の真っただ中にいます。じつは、運動不足が健康に及ぼすリスクは喫煙に匹敵し、1日15〜30分程度の運動をしない人の平均寿命は運動している人に比べて3〜5年短いこともあきらかになっています。禁煙運動が盛んであるのに対して、運動不足対策はずいぶんと遅れています。スポーツが体によいことは誰でも知っていますが、安静がどれだけ危険なことかを知っている人は少ないようです。

新しいリハビリテーションとは

さてここで、リハビリテーションとは何でしょうか。わが国の代表的な国語辞典である広辞苑には、「リハビリテーションとは、治療段階を終えた疾病や外傷の後遺症をもつ人に対して、医学的・心理学的な指導や機能訓練を施し、機能回復・社会復帰を図ることである」と書かれています。何やらむずかしいのでやさしくいうと、リハビリテーションとは、病気や怪我の後遺症に対して機能回復や社会復帰のための訓練をするということです。確かに一般の人がリハビリテーションに対してもつイメージとはこのようなものでしょう。脳卒中患者のリハビリテーションや整形外科手術を受けた患者のリハビリテーションなどは、まさにこれに当たります。

ところが、私のようなリハビリテーション科専門医から見ると、この定義はもう古いのです。すなわち「新しいリハビリテーション」では、対象疾患や指導内容、効果が大きく変化しました。今や新しいリハビリテーションは、運動療法のみならず、**食事療法や栄養指導、患者への教育や相談、最適な薬物治療までを含むプログラムを備えた総合医学**に変貌したのです。そのプログラムでは、医師、理学療法士、作業療法士、言語聴覚士のみならず、看護師、管理栄

養士、心理療法士、医療ソーシャルワーカー、臨床検査技師、臨床工学技士、ケアマネジャー、健康運動指導士などの多くの職種が関与したり、分担したりできます。もちろん、全職種がいなくても、ある職種がいくつかのプログラムを兼任するかたちでも構いません。とにかく、運動療法を基本にすることは変わらないものの、食事療法や栄養指導、禁煙などの生活指導も行います。

しかも、プログラムを疾病や外傷の起こる前から行うことで、廃用症候群の発生を予防し、疾病や外傷の治療と同時に素早く開始することができます。その効果は絶大で、疾病の増悪や再発を防止し、患者は元気になり、しかも生命予後まで改善するのです。まさに魔法のような生活の医学であり、このような新しいリハビリテーションは、世界の医療・介護・予防の分野で熱い注目を浴びています。

新しいリハビリテーションの典型例が、心臓、呼吸器、腎臓などの内臓のリハビリテーション、すなわち内部障害のリハビリテーションです。現在私は、大学病院でその診療科長やリハビリテーション部長として、数多くの患者にかかわっています。

医師や看護師もリハビリテーションを取り入れるべき理由

新しいリハビリテーションは、理学療法、作業療法、言語聴覚療法の範囲にとどまりません。当然、リハビリテーションは、理学療法士、作業療法士、言語聴覚士の専売特許ではなく、医師や看護師が行ってもよいのです。むしろ廃用症候群を予防・治療するためにも、すべての医療スタッフが基本を知って関与すべき医療・看護の基本項目です。つまり、新しいリハビリテーションは、すべての病棟・外来で必要なのです。そして、最終的には、医療スタッフの手を離れて、患者本人や家族、介助者に継続的に行ってもらえるようにすべきものです。

トータルケアにもリハビリテーションが必須

今、大流行の言葉の1つに「トータルケア」があります。疾病の治療に関し、

その疾病の合併症も含めた患者全体を、患者を中心にした多職種によるチーム医療で支えてしっかりみていこうというような意味でしょうか。

　医学・医療は日進月歩で、新しい医療診断・治療技術が出てきます。医師の診断・治療行為は高度化し、疾患や臓器ごとにセンター化という名の集約化が進み、どれだけすばやく多くの患者の専門的な診断・治療を行うかで競っています。しかし、医師や看護師の仕事は、患者を全人的にとらえることです。医師は診断と治療に責任をもち、看護師は治療介助のほかに患者の生活を支えることも大きな役目です。この本来の意味を取り戻そうというわけです。ただし、医師はとにかく診断や治療で忙しすぎるので、今後の医療で患者をトータルにみる役目は、医師より看護師のほうががふさわしいかもしれません。

　読者のみなさんに知ってほしいのは、トータルケアなら、そこにリハビリテーションも必須なものとして含まれるべきだということです。超高齢社会の現在、**患者の生活を支えるためには、リハビリテーションは欠かせない**ものとなっています。

引用・参考文献

1) 上月正博.「安静」が危ない！1日で2歳も老化する！:「らくらく運動療法」が病気を防ぐ！治す！東京, さくら舎, 2015, 184p.
2) 上月正博."運動不足はなぜ悪いか？". 高齢者を知る事典:気づいてわかるケアの根拠. 介護・医療・予防研究会編. 東京, 厚生科学研究所, 2000, 59-61.
3) Morishita, Y. et al. Primary care physicians' own exercise habits influence exercise counseling for patients with chronic kidney disease : a cross-sectional study. BMC Nephrol. 15 : 48, 2014, doi : 10.1186/1471-2369-15-48.

第1章 外傷がなくてもリハビリ？内部障害でもリハビリが必要なワケ

2 「サルコペニア」「フレイル」〜安静が招くこと〜

最近注目を集める「サルコペニア」と「フレイル」

　安静が廃用症候群を招くことは、前項で述べたとおりです。本稿では、要介護になる危険が高い状態として最近注目されている「サルコペニア」と「フレイル」について解説します。

サルコペニアの定義と分類

●定　義

　サルコペニアとは、ギリシャ語の sarx（筋肉）と penia（喪失）を組み合わせた言葉です。**筋肉量や筋力が著しく減り、転倒から寝たきりに至る危険が高い状態**のことをいい、ふらつきや転倒・骨折、機能障害、要介護化、フレイルに密接に関連します。

　サルコペニアの定義は、①筋肉量の減少、②筋力の低下、③身体能力の低下のうち、①と、②か③のどちらかがある状態です。具体的には、握力と歩行速度を測定し評価します[1]。握力を両手で各3回測り、最高値が男性26kg未満、女性18kg未満（②筋力の低下）、歩行速度が0.8m/秒以下（③身体能力の低下）が基準となります。歩行速度の目安は、青信号で横断歩道を渡りきれるかどうかです。握力と歩行速度のどちらか一方でも該当すると、サルコペニアが疑われます。確定診断は、二重エネルギーエックス線吸収法（dual-energy X-ray absorptiometry；DXA）などの特殊な検査法で筋肉量を測定します。男性 $7.0kg/m^2$、女性 $5.4kg/m^2$ の基準値未満（①筋肉量の減少）なら、サルコペニアとされます[1]。

17

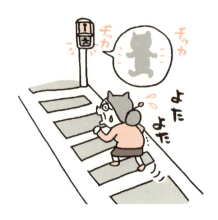

●分　類

　サルコペニアは、大きく2つに分類されます。年齢（老齢）以外の原因がない原発性サルコペニアと、廃用・疾病・栄養が原因の二次性サルコペニアです。一方、②筋力の低下か③身体能力の低下のどちらか一方が該当しても、①筋肉量の減少がない場合も実臨床でみる機会があります。この場合は、パーキンソン病などの神経疾患や変形性膝関節症などの骨関節疾患の可能性を考えます[1]。

フレイルの定義と影響

　フレイルとは、海外の老年医学の分野で使用されている「Frailty（フレイルティ）」に対する日本語訳です。「Frailty」を日本語に訳すと「虚弱」や「老衰」、「脆弱」などになります。日本老年医学会は、高齢者に起こりやすい「Frailty」に対し、正しく介入すれば戻るという意味があることを強調したかったため、「フレイル」という日本語訳にすることを2014年に提唱しました。

　フレイルとは、**サルコペニアを含むより広義の高齢期における機能減退状態**です。いわば「要介護になる直前の状態と正常な状態との中間の状態」です（図）[2,3]。フレイルになると、ストレスに弱くなり、要介護状態や死亡しやすい状態に陥りやすくなります。また、フレイルには、身体的問題（筋力低下やバランス力の低下で転倒しやすくなるなど）、精神・心理的問題（認知機能障害やうつなど）、社会的問題（独居や経済的困窮など）もあります。

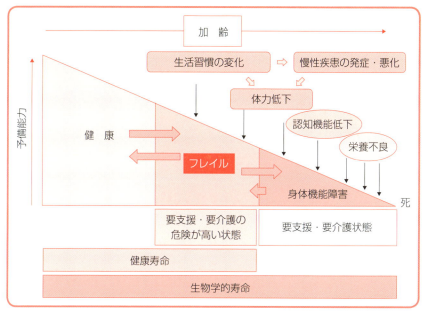

図…フレイルの概念（文献3より改変）

　フレイルの診断基準はまだ正式には統一されていませんが、長寿医療研究のフレイルの評価法によると、「体重減少」「筋力低下」「疲労感」「歩行速度」「身体活動」の5項目のうち、該当する項目数が3項目以上の場合を「フレイル」、1～2項目の場合を「プレフレイル」、0項目の場合を「健常」としています（表）[4]。

サルコペニア・フレイルを早期に発見して健常な状態に戻そう

　サルコペニアやフレイルは感染症、心血管疾患、虚弱や抑うつなどをひき起こし、それらがサルコペニアやフレイルを増悪させることが知られています[5]。サルコペニアやフレイルは、**しかるべき介入により再び健常な状態に戻る**ことも重要な点です。したがって、サルコペニアやフレイルに陥った高齢者を早期に発見し、適切な介入をすることにより、生活機能の維持・向上を図る必要があります。

表 フレイルの評価方法（J-CHS基準）（文献4より作成）

項　目	評価基準
体重減少	6ヵ月で2〜3kg以上の体重減少
握力低下	（利き手における測定）男性＜26kg、女性＜18kg
疲労感	（ここ2週間）わけもなく疲れたような感じがする
歩行速度	（測定区間の前後に1mの助走路を設け、測定区間5mの時間を計測する）＜1.0m/秒
身体活動	①軽い運動・体操を1週間に何日ぐらいしていますか？ ②定期的な運動・スポーツを1週間に何日ぐらいしていますか？ 上記の2つのいずれにも「していない」と回答

該当項目数が0項目の場合を健常、1〜2項目の場合をプレフレイル、3項目以上の場合をフレイルとする。

　サルコペニアやフレイルの予防・改善には、適切な栄養摂取と運動が重要です。良質なたんぱく質・アミノ酸（ロイシンなどの必須アミノ酸）、ビタミンD、カルシウムなどの摂取と、週2、3回のレジスタンス運動の併用が推奨されます。

　余談ですが、歩く能力は、60歳を超えるころから急激に低下します。パタパタと歩くリズム（1分間の歩数）はあまり変わりませんが、歩幅がぐんと狭くなり、その結果、歩行スピードがガクンと落ちます。幼児の摺り足歩行は、通常7歳半で正常歩行となりますが、体力の衰えた高齢者では、再び摺り足歩行が見られるようになります。

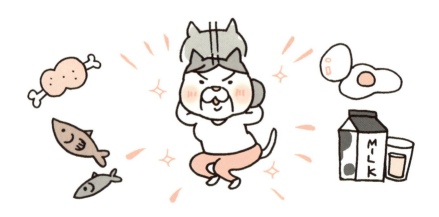

颯爽（さっそう）と歩くには、ふくらはぎとお尻の筋肉のレジスタンストレーニングが一番です（詳細は 173 〜 175 および 178 ページを参照）。歩幅がやや広めの颯爽とした歩きかたは、つま先でしっかりと蹴り出せてこそできることです。この蹴り出しをサポートするのが、ふくらはぎとお尻の筋肉です。筋肉を強化することで、若々しい歩きかたをキープしましょう。

引用・参考文献

1) Chen, LK. et al. Sarcopenia in Asia：consensus report of the Asian Working Group for Sarcopenia. J. Am. Med. Dir. Assoc. 15（2）, 2014, 95-101.
2) Singh, M. et al. Importance of frailty in patients with cardiovascular disease. Eur. Heart J. 35（26）, 2014, 1726-31.
3) 上月正博.「サルコペニア」「フレイル」〜安静が招くこと〜. 透析ケア. 23（5）, 2017, 465-8.
4) 長寿医療研究開発費平成 26 年度総括報告書フレイルの進行に関わる要因に関する研究 （25-11）. 15p.（http://www.ncgg.go.jp/ncgg-kenkyu/documents/25-11.pdf）.
5) 上月正博. CKD 患者のサルコペニア・フレイル. 腎と透析. 80（5）, 2016, 601-6.

第1章 外傷がなくてもリハビリ？内部障害でもリハビリが必要なワケ

3 血液・尿検査や画像診断ではわからないこと

入院によるリスク

　看護師が入院患者の血圧測定や体温測定に行くときには、患者はベッド上またはそばのいすに座って安静にして待っています。主治医が回診するときも、患者は同じように安静にしています。食事もベッドまで運ばれてきたり病棟内の食堂で準備されたりするため、患者は1日中ほとんど動かずにすみます。そのうえ、患者は病衣を着ているため、その姿で病院内を歩くのも遠慮しがちになります。こうして患者は、入院した瞬間からどんどんと運動不足になり、体力が落ちていきます。つまり、元気になるための入院によって廃用症候群になり、むしろ元気をなくしてしまう危険性が高いのです。したがって、**入院後は廃用症候群の予防のために運動やリハビリテーションをする**ことが必要です。

　余談ですが、医療スタッフが患者に用があってベッドサイドへ行っても、患者はいないことがあります。「いったいどこに行ったのかしら。入院しているのだから、ちゃんとベッドにいてくれないと……」という会話をナースステーションでよく耳にしてきましたが、どうやらこのあたりから意識改革が必要なのかもしれません。

患者を回診するだけでは不十分！

　医療スタッフ側にとって、ベッド上の患者を回診するだけでは、診察としてははなはだ不十分です。なぜなら安静の状態では、とくに重度でもない限り、変形性膝関節症の膝は痛まず、心不全や慢性閉塞性肺疾患（chronic obstructive pulmonary disease；COPD）でも患者は息切れを起こしません。パーキンソ

ン病患者では手足がすこし震える程度で、何が問題かはわかりません。では、これらの患者にちょっとだけ歩いてもらうとどうなるでしょうか。変形性膝関節症の患者なら途端に膝が痛くなり、心不全やCOPDの患者なら息切れが生じ、パーキンソン病患者なら突進歩行などで歩きかたが安定せずに転びそうになります。

　このように、目の前の患者にリハビリテーションが必要かどうかは、患者を動かしてみてはじめてあきらかになります。すなわち、どんな動作で息切れが生じるのか、呼吸法に問題はないか、立ち上がりかたや歩きかたに問題はないか、酸素飽和度（SpO_2）が低下するか、酸素投与が必要なのに患者本人はまったく息切れを感じないのか、運動時の酸素投与量をどのように設定するかなど、多くのことは患者に実際に動いてもらって調べてみるべきです。安静時に室内気（ルームエアー）でSpO_2が96％と正常であった人が、トイレまで歩いただけでSpO_2が80％まで低下してハーハーヒーヒーしてしまうこともめずらしくありません。

　つまり、**患者が安静にしている状態での診察だけでは、患者の生活機能や運動機能はけっしてわからない**のです。そこで私は、病棟の主治医に対し、「診察するときは、安静にしている患者を診るのではなく、患者を動かせて診なさい。患者といっしょに歩いて診察しなさい。それが患者の診察に役立つし、その行為自体がリハビリテーションにもなるのですよ」と何度も口を酸っぱくして指導しています。

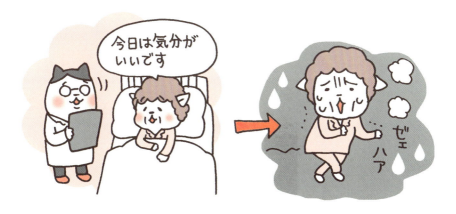

無症状で安心してはいけない

　症状はないに越したことはないように思われます。しかし、よく考えてみましょう。「症状がなければ病気がない」と断定できるでしょうか。じつは人の体は、そう単純なものではありません。

　たとえば、高齢者では痛みを感じにくくなります（痛覚閾値が上がるといいます）。心筋梗塞になると死を意識するほどの激烈な胸痛を感じると医学書に書いてありますが、実際のところ、急性心筋梗塞で典型的な胸痛を呈するのは、50歳代以下で75％、60歳代で50％、70歳代で26％、80歳代で9％と、加齢とともに割合が極端に減少します[1]。つまり、高齢者の多くは、心筋梗塞になっても「胸痛」を感じません。心筋梗塞の合併症として生じた心不全がひどくなってはじめて、咳や息切れ、何となく元気がない、食欲が低下したなどの非典型的な症状を契機にようやく病院に行くことにより病気が発見されるのです。さらに、糖尿病になると神経障害のために、心筋梗塞や狭心症の胸痛を呈することがさらに少なくなります。つまり、無症状でも重大な疾患を隠しもっている高齢者・障害者が少なくないということを、ぜひ覚えておいてください。

患者の自覚症状に頼る診断法は当てにならない!?

　ここまで読んだ読者のみなさんなら、某テレビ番組のように患者の自覚症状から疾患名を当てることなど、現実にはかなり困難であることがおわかりでしょう。しかも、高齢患者は一人で多くの疾患を有することが多いため、1つの疾患に対する治療内容が、ほかの疾患の治療に悪影響を及ぼす可能性もあり、治療方法を総合的に考えていく必要があります。たとえば、慢性心不全のために水分を制限すると、慢性腎臓病（chronic kidney disease；CKD）も患っている場合に腎機能（血清クレアチニン）が悪化するなどがその例です。

血液・尿検査や画像診断でわからないこと

　検査医学の進歩は目覚ましいです。血液が1滴あれば、さまざまな遺伝子情報があきらかになる時代でもあります。しかし、血液・尿検査や画像診断ですべてのことがわかるかといえば、そうではありません。

　たとえば、人の寿命の予測についてはどうでしょうか。血液・尿検査や画像診断で心臓、肺、腎臓のはたらきがよくわかり、心臓、肺、腎臓の疾患を有する人は健常者と比べると寿命が短いことがあきらかになっています。しかし、心臓、肺、腎臓の疾患を有する人の集団に限れば、とても重篤な場合でない限り、生命予後と臓器障害の程度はあまり相関しないのが実情です。むしろ個々の臓器障害の程度より、どれだけ長く速く歩けるか、日常的に実際どれだけ歩いているか、どれだけ息が切れないか、あるいはそれらの組み合わせのほうが寿命と強く相関します。

運動機能が生命予後を予測する

　たとえば、心不全患者の寿命は持久力で決まります。つまり、6分間の歩行距離がどれだけ長いか、体にどれだけ酸素を取り込めるか（最大酸素摂取量）を測定すれば、それぞれ長いほど、多いほど長生きします。

　COPD患者の生命予後は、栄養状態が悪く、肺機能が落ちており、運動能力が低く、呼吸困難感が強いほど悪いです[2]。さらに、CKD患者の生命予後も運動機能に関係しており、歩行速度が遅く、6分間歩行距離が短く、握力の小さい患者などでは死亡率が高いことが報告されています（図1）[3]。結局のところ、みなさんが**患者に優しくすればするほど、患者は動かなくなり、寿命が短くなる**のです。じつに怖い話ではないでしょうか。

通常診療とリハビリテーション診療の決定的な違い

　通常診療では、「息切れがあれば無理をしない」という指導をしてしまうで

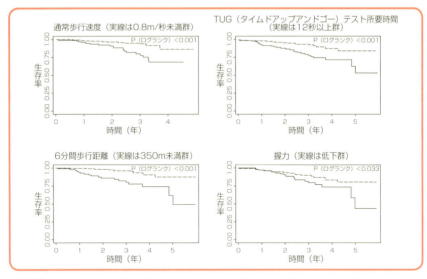

図1　慢性腎臓病（CKD）患者における身体機能と生存率の関係（文献3より）

しょう。いうなれば臓器に負担をかけずに、なるべく長もちさせるという発想です。

　リハビリテーション診療では、これがすこし異なります。息切れ、関節痛、疲労感などのある患者こそ、安静にせずに、最初は医療スタッフの管理の下、積極的に運動療法・リハビリテーションを行ってもらいます。これは、安全性を確認しながらリハビリテーションを続けていくと、しだいに症状が軽減・消失し、運動能力や生活機能が劇的に改善するからです。万一、十分に改善しない症例でも、症状を軽減する体の動かしかたなどを指導することで、生活機能は確実に改善します。**症状の強い症例ほどリハビリテーションのしがいがある**というものです。「ただ優しく見守る」ことは、むしろ廃用症候群を招き、有害です。

リハビリテーションの劇的な効果

　私はもともと内科専門医で、医師として15年目に内科からリハビリテーショ

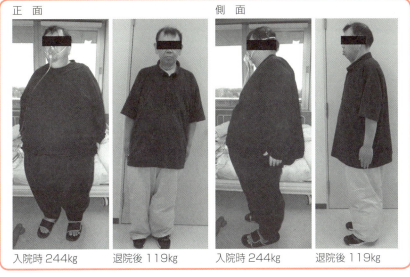

正面　　　　　　　　　側面
入院時 244kg　退院後 119kg　入院時 244kg　退院後 119kg

図2…心不全・呼吸不全を伴った患者Cさんの心臓リハビリテーション前後の変化

ン科に移りました。当時、内科医として「最高レベルの治療をしてきた」と自負していましたが、リハビリテーションの効果があまりにも絶大であり、それまで何をしていたのかと、大きな衝撃を受けました。

　たとえば、肺移植を目的に大学病院に転院してきた患者Aさんは、2ヵ月の呼吸リハビリテーションで1日5,000歩近くも歩けるようになり、移植をせずに故郷に戻りました。また、安静時2L/min、歩行時4L/minの酸素吸入を要した入院患者Bさんは、1ヵ月の呼吸リハビリテーションで酸素投与の必要がなくなりました。さらに、体重244kgの心不全・呼吸不全を伴った超肥満患者Cさんは、4ヵ月の心臓リハビリテーション入院で149kgまで95kg減量し、その後の外来7ヵ月で119kgまで、総計125kgも減量でき、酸素投与の必要がなくなりました（図2）。Aさん、Bさん、Cさんは、いずれも元気に歩いて退院し、「こんなによくなるとは思わなかった。リハビリテーション科に来てよかったです」と口をそろえて言ってくれました。私たちリハビリテーション科医が仕事をしていてもっともうれしい瞬間です。

余談ですが、上記の患者さんたちが紹介元の主治医の外来を受診したところ、主治医や周りにいた看護師が皆一様に「ええーっ！」と驚きの声をあげたそうです。それも当然ですね。主治医として全力を尽くしてもよくできなかった患者が、しばらく入院しただけで劇的によくなったのですから。このように私は、薬物療法や食事療法だけでは想像もできないほどの「リハビリテーションの劇的な効果」を体験しました。

人を診る際は運動能力や生活能力も診る

　「病気を診ずに人を診る」ことの重要性はいうまでもありません。しかし、超高齢社会・重複障害時代のわが国で「人を診る」には、患者の全身の臓器機能を診るだけでなく、患者の運動能力や生活能力も診る必要があります。できないことをできるようにする、具体的には、立てない人を立てるようにする、歩けない人を歩けるようにする、息切れを軽くしてあげる、酸素投与を中止できるなど、魔法のようなことがリハビリテーションで可能となります。

　医療・介護にリハビリテーションの考えかたと簡単な技術を導入すれば、予防・医療・リハビリテーション・介護の連関を大きく好転させることができます。フレイルやサルコペニアのためにリハビリテーションが必要な患者は山ほどいますが、リハビリテーション科医が少ないがためにそれらの患者に十分に手が回らない現状では、さまざまな疾患管理のできるかかりつけ医や、読者のみなさんの日常業務において、リハビリテーションの導入が強く求められています。

引用・参考文献

1) 大内尉義ほか編. 新老年学. 第3版. 東京, 東京大学出版会, 2010, 2224p.
2) Celli, BR. et al. The body-mass index, airflow obstruction, dyspnea and exercise capacity index in chronic obstructive pulmonary disease. N. Eng. J. Med. 350 (10), 2004, 1005-12.
3) Roshanravan, B. et al. Association between physical performance and all-cause mortality in CKD. J. Am. Soc. Nephrol. 24 (5), 2013, 822-30.

第1章 外傷がなくてもリハビリ？内部障害でもリハビリが必要なワケ

4 内部障害リハビリは誰に行う？

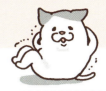

国民の6%が障害者

　わが国では、国民の6%が障害者、国民の3%が身体障害者です。意外に多いと思われた人もいるのではないでしょうか。しかも、その数は年々増加の一途をたどっています。

　身体障害は、視覚障害、聴覚・言語障害、肢体不自由、内部障害の4つに分類されます。さらに内部障害は、内臓である心臓、腎臓、肝臓、呼吸器、膀胱・直腸、小腸の機能障害と、ヒト免疫不全ウイルスによる免疫機能障害の計7種類に分けられます。

著増する内部障害者

　厚生労働省の2006年のデータ（ちょっと古いですが、2006年以降はまだきちんとしたデータがないので、あえて引用しました）でみると、18歳以上の在宅身体障害者の障害種類別の内訳は、視覚障害310千人（8.9%）、聴覚・言語障害343千人（9.8%）、肢体不自由1,760千人（50.5%）、内部障害1,070千人（30.7%）となっています[1]。とくに2001年から2006年の5年間は、視覚障害、聴覚・言語障害、肢体不自由がほぼ横ばいであるのに対し、内部障害だけが著明に増加し、5年間の身体障害者数増加分の93%を占めています（図）[1,2]。

　内部障害とは、首から下の内臓、つまり心臓、腎臓、肝臓、肺、膀胱、腸などの「はたらきに障害」があることをいいます。たとえば、心不全や呼吸不全、慢性腎不全などが内部障害にあたります。また、膀胱や大腸のがんの手術後に人工尿道や人工肛門をつけたり、クローン病などのために小腸を切除し人工の

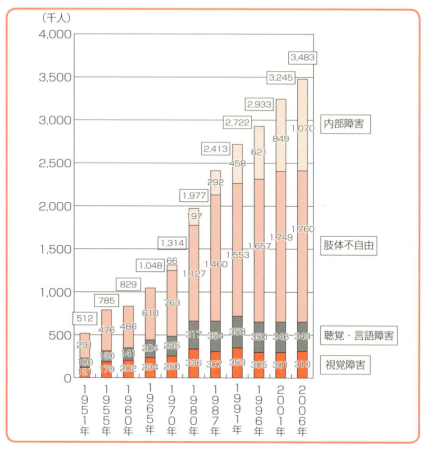

図…障害の種類別にみた身体障害者数の推移（文献1より）

管による栄養補給をしたりしている人も内部障害者に含まれます。

　内部障害者でもっとも多いのは心臓機能障害者です。心臓機能障害者は内部障害者の過半数を占め、次いで腎臓機能障害者、膀胱・直腸機能障害者、呼吸器機能障害者と続きます。高血圧や糖尿病、脂質異常症などの影響で心臓病患者や腎臓病患者が多いこと、超高齢社会になって内臓の機能障害が進んだ高齢者が増えていることなどが、内部障害者数が増加している原因です。今後も内部障害者の増加は続くと予想されており、もはや内部障害のリハビリテーションはリハビリテーション医学・医療の基本領域の1つとなっています。

内部障害者は理解されにくい

　内部障害患者の悩みは、疲れやすい、息切れしやすい、トイレに困る、などさまざまです。症状はあっても日常生活動作を何とか自力でこなし、あきらかな麻痺などはなく、外見からはわかりにくいため、**周囲の人々に障害が理解されにくい**、という共通の切実な悩みがあります。たとえば、障害者用の優先席に座っていると非難される、といった具合です。また、塩分制限、水分制限、食事制限、排泄や電磁波の問題なども周囲には理解されにくいものです。

　内部障害の人は、どこにいるかわかりません。そのため私たちにできることは、ペースメーカをつけている患者や、酸素投与や特殊トイレ（現在は「多目的トイレ」と呼ばれています）での排泄が必要な患者が身近にいることをよく理解しておくことです。人が多い場所では携帯電話を用いない、酸素を吸っている人がいたらその周囲でたばこを吸わない、多目的トイレに長く入っている人がいても頻繁にノックをして急かさない、などの配慮が必要です。

　また、バスや地下鉄の窓や中吊りポスターで、ハート・プラスマークを見たことのある人もいるのではないでしょうか。青地に白で人の上半身が描かれ、その心臓部分に赤い大きなハートが描かれています。心臓疾患などをもつ内部障害者に配慮して、優先席に座らせたり配慮したりしましょうという運動です。内部障害の人を見かけたら、積極的に席を譲るなどの配慮をしましょう。

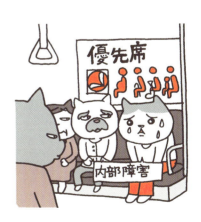

引用・参考文献

1) 厚生労働省．平成18年身体障害児・者実態調査結果．2008, 68p. (http://www.mhlw.go.jp/toukei/saikin/hw/shintai/06/dl/01.pdf).
2) 上月正博．新編 内部障害のリハビリテーション．第2版．東京，医歯薬出版，2017, 512p.

第1章 外傷がなくてもリハビリ? 内部障害でもリハビリが必要なワケ

5 内部障害リハビリの驚くべき効果

包括的リハビリテーションで劇的効果

　内部障害リハビリテーションでは、医学的な評価や適切な運動処方と運動療法、薬物療法、食事療法、患者教育、カウンセリングなどをセットにした包括的プログラムに基づいた包括的リハビリテーションが行われます。なかでも運動療法は中核的役割を担っており、後述するようなさまざまな効果があります。**内部障害リハビリテーションにより、生活機能予後や生命予後の改善がみられる**ため、内部障害リハビリテーションは、行わなければならない必須の医療であるといえます。

運動療法で生活機能予後が改善する

慢性閉塞性肺疾患

　慢性閉塞性肺疾患（chronic obstructive pulmonary disease；COPD）患者の主訴は労作時の息切れです。障害が進むと平地歩行でも呼吸困難となり、さらに進行すると、会話や衣服の着脱の際にも息切れがします。COPD患者に運動療法を行うと、運動耐容能の増加や呼吸困難の改善、健康関連QOLの改善、入院日数など医療資源利用率の減少などに効果的であることがあきらかになっています[1]。

冠動脈疾患・心不全

　冠動脈疾患を有する患者に運動療法を行うと、運動耐容能の増加、冠動脈硬化・冠循環の改善、冠危険因子の是正、QOLの改善などのめざましい効果があることが示されています[2]。また、心不全患者に対しても、運動療法は、安

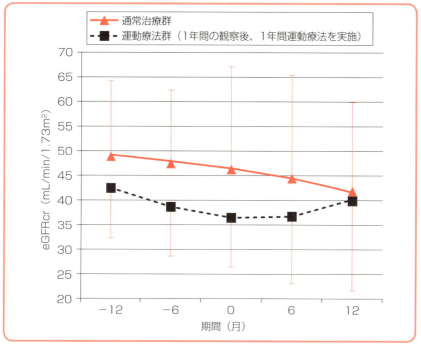

図…CKD 患者における推算糸球体濾過量（eGFR）低下スロープの改善（文献 5 より）

CKD ステージ 3・4 の患者が 1 回 40 分、週 3 回、12 ヵ月の有酸素運動（エルゴメータ中心）を継続することで eGFR の低下スロープが改善する。

静時左室駆出率の改善、左室拡張早期機能の改善、心不全入院の減少、健康関連 QOL の改善をもたらします[2]。

腎不全

透析患者に運動療法を行うと、運動耐容能の改善、protein-energy wasting（PEW）の改善、蛋白質異化の抑制、QOL の改善などをもたらすことがあきらかになっています[3]。また、保存期慢性腎臓病（chronic kidney disease；CKD）患者が運動療法を行うことで運動耐容能や筋力が増強し[3,4]、腎機能（推算糸球体濾過量〈estimated glomerular filtration rate；eGFR〉）が改善するという報告もあります（図）[5]。

運動療法で生命予後も改善する

慢性閉塞性肺疾患

　COPD患者の生命予後は、栄養状態が悪く、肺機能が落ちており、運動能力が低く、呼吸困難感が強いほど悪いです[6]。一方、COPD患者の生命予後と肺機能重症度分類との相関は強いとはいえません[6]。運動療法を中核とした呼吸リハビリテーションにより運動能力が改善すると、生命予後がよいこともよく知られています[7]。

冠動脈疾患・心不全

　心臓リハビリテーションにより、冠動脈疾患患者の生命予後の改善効果が示されています[2]。米国心臓学会のガイドラインでは、「心筋梗塞患者の長期生命予後を改善する方法で発症1ヵ月以降に確実に有効なもの（クラス1）は、回復期心臓リハビリテーションと脂質異常症治療薬である」と明記されています。心不全患者における心臓リハビリテーションでも、生命予後を改善する有効な治療としての地位を確立しています[8]。

腎不全

　運動している透析患者は死亡率が低いことが示されています[9,10]。さらに、透析に至らない保存期CKD患者が運動療法を行うと、総死亡率が低下するばかりでなく、透析や腎移植などの腎代替療法への移行を抑制できることが示されています[11]。

　どうです？**リハビリテーションを行わないことは、もはや重要な治療の1つを行わないことに等しい**ということを、十分ご理解いただけたのではないでしょうか。

引用・参考文献

1) Pauwels, RA. et al. Global strategy for the diagnosis, management, and prevention of chronic obstructive pulmonary disease. NHLBI/WHO Global Initiative for Chronic Obstructive Lung Disease (GOLD) Workshop summary. Am. J. Respir. Care. Med. 163 (5), 2001, 1256-76.

2）循環器病の診断と治療に関するガイドライン 2011 年度合同研究班報告．心血管疾患におけるリハビリテーションに関するガイドライン（2012 年改訂版）．(http://www.j-circ.or.jp/guideline/pdf/JCS2012_nohara_h.pdf)．
3）上月正博．透析患者における運動療法の重要性．臨牀透析．27（10），2011，1291-8．
4）Heiwe, S. et al. Exercise training in adults with CKD：a systematic review and meta-analysis. Am. J. Kidney Dis. 64（3），2014，383-93．
5）Greenwood, SA. et al. Effect of exercise training on estimated GFR, vascular health, and cardiorespiratory fitness in patients with CKD：a pilot randomized controlled trial. Am. J. Kidney. Dis. 65（3），2015，425-34．
6）Celli, BR. et al. The Body-Mass Index, Airflow Obstruction, Dyspnea and Exercise Capacity Index in Chronic Obstructive Pulmonary Disease. N. Eng. J. Med. 350（10），2004，1005-12．
7）Marin, JM. et al. Prediction of risk of COPD exacerbations by the BODE index. Respir. Med. 103（3），2009，373-8．
8）Piepoli, MF. et al. Exercise training meta-analysis of trials in patients with chronic heart failure（ExTraMATCH）．BMJ, 328（7433），2004，189-92．
9）O'Hare, AM. et al. Decreased survival among sedentary patients undergoing dialysis：results from the dialysis morbidity and mortality study wave 2. Am. J. Kidney Dis. 41（2），2003，447．
10）Tentori, F. et al. Physical exercise among participants in the Dialysis Outcomes and Practice Patterns Study（DOPPS）：correlates and associated outcomes. Nephrol. Dial. Transplant. 25（9），2010，3050-62．
11）Chen, IR. et al. Association of walking with survival and RRT among patients with CKD stages 3-5. Clin. J. Am. Soc. Nephrol. 9（7），2014，1183-9．

第1章 外傷がなくてもリハビリ？内部障害でもリハビリが必要なワケ

6 超高齢社会・重複障害時代の新しいリハビリ

超高齢社会で増える重複障害

　わが国は、世界がこれまでに経験したことのない超高齢社会となりました。超高齢社会では多疾患を有する患者が増えるため、障害も単一ではなく、「重複障害」という新たな課題に直面しています。リハビリテーションは、そのような超高齢社会・重複障害時代における新しい治療手段として貢献できることを強調したいと思います。

重複障害とリハビリテーション

　重複障害（multimorbidity and multiple disabilities；MMD）の名づけ親は、じつは私です[1,2]。重複障害は、視覚障害、聴覚または平衡機能障害、音声・言語または咀嚼機能障害、肢体不自由、内部障害、知的障害、精神障害、高次脳機能障害のうち2つ以上をあわせもつ場合、あるいは、内部障害のなかの7つの機能障害である心臓機能障害、腎臓機能障害、肝臓機能障害、呼吸器機能障害、膀胱・直腸機能障害、小腸機能障害、ヒト免疫不全ウイルスによる免疫機能障害のうち2つ以上をあわせもつ場合をいいます[1,2]。

　そして、重複障害リハビリテーションの名づけ親も、何と私です[1,2]。重複障害リハビリテーションは、多疾患による重複障害に基づく身体的・精神的影響を軽減し、症状を調整して生命予後を改善し、心理社会的ならびに職業的な状況を改善することを目的とし、メディカルチェック、臓器連関や障害連関への対応、運動療法、食事療法と水分管理、薬物療法、教育、精神・心理的サポートなどを行う、長期にわたる包括的なプログラムです[1,2]。

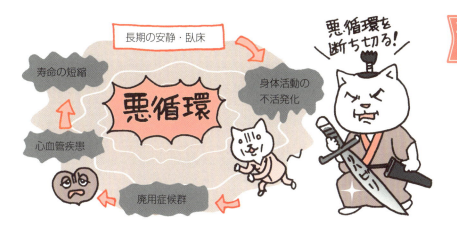

障害者、とくに内部障害者と重複障害者が今後さらに増加することは確実です。このことは、内部障害リハビリテーションや重複障害リハビリテーションが、リハビリテーション関連職種の精通すべき基本領域となったことを意味しています。

重複障害を有する患者では、安静・臥床が長くなり、身体活動が不活発になりがちです。これは身体諸器官における廃用症候群、すなわち全身臓器の機能低下や能力低下、QOLの悪化、肥満、インスリン抵抗性、糖尿病、脂質異常症、動脈硬化につながり、心血管疾患などに罹患して寿命を縮めるという悪循環に陥りやすいです。**その悪循環を予防したり、断ち切ったりするために、積極的にリハビリテーションを行う必要があります。**

従来のリハビリテーションを見直そう

急性心筋梗塞発症後30日間の脳卒中発症リスクは、一般人口の44倍と著しく高率です[3]。また、高齢心不全患者の33%が慢性閉塞性肺疾患（chronic obstructive pulmonary disease；COPD）を合併しています[4]。さらに、変形性関節症も心血管疾患の独立した危険因子です[4]。

心臓機能障害などを有する内部障害者の増加はめざましいです。そのなかでも、心臓機能障害に脳卒中片麻痺などの肢体不自由や、COPDなどのほかの

内部障害を合併した重複障害者数が、5年間で77％と急増しています[5]。

しかし、重複障害があることで通常の心臓リハビリテーションに参加できない事例も少なくないことは、きわめて残念なことです。事実、冠動脈バイパス術（coronary artery bypass grafting；CABG）を受けた血液透析患者が心臓リハビリテーションを受けると全死亡率が35％減少し、心死亡率も36％減少したと報告されています[6]。つまり、**重複障害があるからといって、安易に心臓リハビリテーションの対象から外すようなことがあってはならない**のです。すなわち、重複障害においてもリハビリテーションを十分に行い、それを実現できるように努力を重ねることが必要です。その分野の経験や知識がないからといって、リハビリテーションを避けることのないようにしなければなりません[7]。

ただし、重複障害時代におけるリハビリテーションでは、従来の臓器別リハビリテーションのFITT（frequency〈頻度〉、intensity〈強度〉、time〈時間〉、type〈様式〉）を見直す必要があります。たとえば、変形性膝関節症に慢性心不全を合併している場合、運動療法の中止基準は心不全のものに従い、いくぶんマイルドな運動に留める必要があるなどです[8]。

重複障害時代においては、医療スタッフは、重複障害でのリハビリテーションに臨機応変に対応する知識と経験を備える必要があるとともに、多くのリハビリテーション関連職種や他分野との連携がますます重要になります。リハビリテーションはそもそも包括的に行われるべきものですが、それはリハビリテーションプログラムのみにとどまらず、チームメンバー、障害内容、治療ステージ、ライフステージの面からも考慮されなければなりません[9]。

重複障害のリハビリテーションに対しては、専門家同士のチーム医療の時代になったといえます。ただし、すべてを専門家集団がみることは物理的に無理があります。軽症例に対しては、医療スタッフのみなさんにみてもらうのが廃用症候群の防止・治療のためにタイムリーであり、適切であると思います。

内部障害リハビリテーションは新しい治療手段

リハビリテーションでは、"adding life to years（生活機能予後やQOLの改

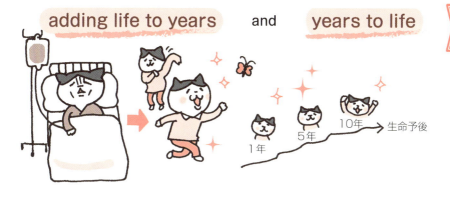

善）"をまず考えます。たとえば、脳卒中で倒れた患者がリハビリテーションの結果、再び歩けるようになり、自分で洗面や更衣、食事ができるようになり、散歩も楽しめるようになったとすれば、"adding life to years"を達成したことになります[1, 8]。しかし、冠動脈疾患、心不全、腎不全（透析）などの内部障害では、"adding life to years"のみならず、"adding years to life（生命予後の延長）"も達成できます。すなわち、リハビリテーション患者の障害内容によって、**"adding life to years and years to life（生活の質の改善と生命予後の延長）"** をリハビリテーションの新しい目標にすることを意識して対応を試みる姿勢が重要です[1]。生活の質の改善と生命予後の延長を同時に達成できる医療は、まさに「医療の王道」であり、リハビリテーション医療にも「医療の王道」としての可能性が開かれています[1, 8]。

なおここで、"adding life to years"を達成するために必要な運動強度・時間やリハビリテーションの内容と、"adding life to years and years to life"を達成するために必要な運動強度・時間やリハビリテーションの内容は異なる可能性があることを理解する必要があります。たとえば、米国心臓病協会が脳梗塞の再発予防に対するガイドライン[10]で推奨する「中強度の運動を毎日少なくとも30分間」の運動量を、果たしてどれだけの割合の脳卒中患者が行えるかは疑問です。一方、"adding life to years"という目標では、必ずしもそこまでの運動量は必要としないでしょうし、そこまでの運動量を無理に脳卒中リハビリテーション患者に課すことで、QOLをかえって損なう可能性もあるかもし

れません。すなわち、患者の状態や環境面を配慮して、目標を"adding life to years"と"adding life to years and years to life"のどちらにするのかを考えた個別プログラムを作成し、対処することが重要です。

続々と生まれる新しいリハビリテーションプログラム

　今後は、患者に対してリハビリテーションへの参加を積極的に勧めるべきです。そのためには、患者の全身状態やリスクを十分に把握し、重複障害など状況に応じた個別プログラムを作成することが重要です。また、高齢者・障害者が参加したくなるようなシステムづくりも必要です。

　余談ですが、私たちは、20年も前から12日間の入院型後期回復期心臓リハビリテーションシステムを導入しています。そのシステムによって、高齢心臓リハビリテーション患者においても、身体、心理、QOLの改善効果を認めています[11]。私たちのプログラムでは、1週目は毎日1kmの歩行と1時間のエルゴメータ（自転車）運動、2週目は毎日2kmの歩行と1時間のエルゴメータ（自転車）運動、そして毎日30～60分程度の個別講義を行います。1週目の週末には自宅外泊を勧め、24時間のホルター心電図検査を行いながら、通勤のための電車に乗ったり車を運転したりしてもらいます。さらに、趣味のパチンコや庭いじりなどを行ってもらい、メンタルストレスを含む刺激時に心電図異常が現れないかどうかをチェックします。心筋梗塞後間もない場合は、徒歩では何ともないのに、車の運転やパチンコなどのメンタルストレス時に不整脈が現れたり、心拍数が異常に増加したりすることがあります。心臓の自律神経が不安定であることなどが原因であり、しばらくはそれらを控えてもらうというような指導もできます。

　また、心臓リハビリテーションで診療報酬が認められるのは原則的に発病後5ヵ月であり、それ以降は心臓病の予防や再発防止に努める必要があります。各地域で運動療法と心臓リハビリテーションの普及活動を行うメディックスクラブの仙台支部での週1回1時間の通所型維持期心臓リハビリテーションに移行した患者でも、長期にわたり運動耐容能の向上をみており[12]、このような活動も1つの解決策として期待されます。

日常業務にリハビリテーションを取り入れよう

　2060年までわが国が世界一の超高齢国であることは変わらない以上、見本となる国はほかになく、「われわれこそが超高齢社会・重複障害時代における、リハビリテーションの担い手としての世界のトップランナーである」との気概をもって診療・研究にあたる必要があります。超高齢社会・重複障害時代に安全にリハビリテーションを行うためには、患者の全身状態を診ることができ、さまざまな疾患管理のできる、かかりつけ医や看護師である読者のみなさんが適役です。読者のみなさんの日常業務へのリハビリテーション導入が現場で強く求められています。

　内部障害のリハビリテーションを導入した後は、重複障害（MMD）のリハビリテーションに対応することもそれほどむずかしくはありません。何せ運動させてよいかどうかは、心臓、肺、腎臓などの機能が重要なわけですから。重複障害（MMD）のリハビリテーションに対応できる医療スタッフこそ、これから**「もてて（M）、もてて（M）、どうしよう（D）！」**と、うれしい悲鳴をあげる人材になれることは間違いありません。読者のみなさんは、遠慮なくその旗手の一人として名乗りを上げてください。今よりもっと多くの患者や家族の笑顔をみることができるばかりか、みなさんの医療スタッフとしての「商品価値」が高まり、きっと今よりももっと幸せな未来が待っています。

引用・参考文献

1) 上月正博編. 重複障害のリハビリテーション. 東京, 三輪書店, 2015, 584p.
2) Kohzuki, M. The Definitions of Multimorbidity and Multiple Disabilities (MMD) and the Rehabilitation for MMD. Asian Journal of HUMAN SERVICES. 8, 2015, 120-30.
3) Kannel, WB. et al. Manifestations of coronary disease predisposing to stroke. The Framingham study. JAMA. 250 (21), 1983, 2942-6.
4) Havranek, EP. et al. Spectrum of heart failure in older patients：results from the National Heart Failure project. Am. Heart J. 143 (3), 2002, 412-7.
5) 厚生労働省. 平成18年身体障害児・者実態調査結果. (http://www.mhlw.go.jp/toukei/saikin/hw/shintai/06/dl/01.pdf).

6) Kutner, NG. et al. Cardiac rehabilitation and survival of dialysis patients after coronary bypass. J. Am. Soc. Nephrol. 17 (4), 2006, 1175-80.
7) 上月正博. 高齢者の特徴とリハビリテーションの重要性. J. Clin. Rehabil. 20 (1), 2011, 57-64.
8) Kohzuki, M. et al. A Paradigm Shift in Rehabilitation Medicine : From "Adding Life to Years" to "Adding Life to Years and Years to Life". Asian Journal of HUMAN SERVICES. 2, 2012, 1-7.
9) 上月正博. 包括的リハビリテーションの意義と5つの側面. リハビリテーション医学. 47 (4), 2010, 199-204.
10) Sacco, RL. et al. Guidelines for prevention of stroke in patients with ischemic stroke or transient ischemic attack : a statement for healthcare professionals from the American Heart Association/American Stroke Association Council on Stroke : co-sponsored by the Council on Cardiovascular Radiology and Intervention : the American Academy of Neurology affirms the value of this guideline. Stroke. 37 (2), 2006, 577-617.
11) 吉田俊子ほか. 高齢者における心臓リハビリテーション後の身体活動性と不安・抑うつ尺度との検討. 心臓リハビリテーション. 8 (1), 2003, 93-6.
12) 石田篤子ほか. 自己健康管理の定着化を目指したメディックスクラブ仙台での維持期心臓リハビリテーションの試み. 心臓リハビリテーション. 13 (1), 2008, 165-8.

第2章

内部障害リハビリ15の常識

第2章 内部障害リハビリ 15 の常識

1 心不全があればよい適応

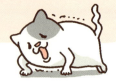

慢性心不全治療の今昔

　慢性心不全は、心筋の慢性的な障害のために心臓のポンプ機能が低下し、各臓器に必要なだけの血液量（酸素と栄養）を送り出せない状態です。どうりで慢性心不全の患者では、動くと息切れがしやすく、疲れやすくなるわけです。

　慢性心不全の場合、昔は安静にすることが治療でした。体を動かすこと自体が心臓に負担をかけ危険であり、症状としても息切れがするため、「体を動かすことを課しては患者がかわいそう」と思われていたのです。そのため、心不全と聞くと「絶対安静、面会謝絶」のイメージが強いと思います。ところが、じつはこれが大きな間違いであることがわかったのです！

　今ではむしろ、**慢性心不全の患者でも運動療法が有効**です。1999 年には、運動療法を行った慢性心不全患者がむしろ長生きできることが、はじめて証明されました。それ以降、同様の報告が相次いだため、わが国では 2008（平成 20）年に慢性心不全が心臓リハビリテーションの適応疾患として認められました。つまり、国民皆保険制度のあるわが国では、国民であれば誰でも慢性心不全の場合に心臓リハビリテーションを受けられるようになったのです。これは世界初の快挙であり、それから 10 年経った現在（2018 年）でもわが国ほど恵まれた国はほかになく、わが国の心臓リハビリテーションは世界一です。もちろん、慢性心不全以外のほかの循環器疾患、たとえば急性心筋梗塞、狭心症、心臓手術後、大血管疾患（大動脈解離、解離性大動脈瘤、大血管術後）、末梢動脈疾患も、心臓リハビリテーションの適応疾患になっています[1]。

慢性心不全に対する運動療法の効果

　慢性心不全患者に運動療法を実施することにより得られるおもな効果として、運動耐容能の改善、左心室機能の改善、冠循環の改善、骨格筋量・筋力の改善、血管内皮機能の改善、自律神経機能の改善、炎症の改善、生活の質の改善、心不全入院の減少、総死亡率の低下などがあります。全身にすばらしい効果が得られることが理解いただけると思います。心臓リハビリテーションを行った患者は、息切れや疲労感がなくなり、楽に歩けるようになって退院したり仕事に戻れたりするだけでなく、動脈硬化が改善され、生命予後を延ばすこともできるのです。つまり、運動療法は**全身の血管を若返らせる治療**です。また、**心不全患者はよく動ける人ほど長生きできる**ことがすでに多くの研究で示されています。

　さらに、慢性心不全患者では、「高齢だから」「左室駆出率が低いから」ということが、運動療法の禁忌にはならないのも特記すべき点です。ただ1つだけ注意してもらいたい点は、運動療法を行ってはならない場合（絶対的禁忌）もあるということです。たとえば、最近1週間で息切れや疲れやすさなどの心不全症状が悪化している場合は、運動療法を行ってはなりません[1]。

引用・参考文献

1) 循環器病の診断と治療に関するガイドライン2011年度合同研究班報告．心血管疾患におけるリハビリテーションに関するガイドライン（2012年改訂版）．(http://www.j-circ.or.jp/guideline/pdf/JCS2012_nohara_h.pdf)．

第2章 内部障害リハビリ15の常識

2 息切れのある呼吸器疾患患者はよい適応

息切れには安静？

患者：家の近くの坂道を歩くと、息切れがして困るんです。
医師：若いころからたばこを吸ってこられたので、COPD（慢性閉塞性肺疾患）になったのですよ。肺年齢はすでに75歳ですから、動くと息切れするのは仕方がないです。
患者：何とか肺を治す薬はないのですか？
医師：肺は壊れたら戻りません。たばこをやめなかったのですから、仕方がないですね。
患者：こんなに息切れがするなんて、夢にも思わなかった……。

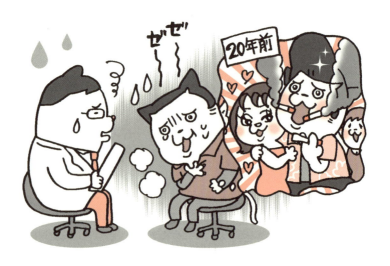

呼吸器科外来でよくみられる医師と患者とのやりとりです。「心不全で息切れがある人を動かすなんてかわいそう」と思って安静にさせてはいけないことは、前項で説明したとおりです。それでは、肺の病気で息切れがある人を動かすのはどうでしょうか。「肺の病気で息切れがある人を動かすなんてかわいそう」と思う優しい人もいると思います。ところが、これも大きな誤解です。

じつは、息切れする動作を避けるために安静にするかリハビリテーションをするかが、患者のその後の運命の分かれ道です。呼吸器疾患患者の場合も、心不全患者と同様に、**息切れのある人にこそ動いてもらうことが大切**です。「でも、肺の病気がある人は、息切れするような動作を嫌います」という読者も多いでしょう。そういう患者に動いてもらうには、どう説得すればよいでしょうか。そんなときはこう説明しましょう。「肺の病気で息切れする人こそ、動かないと生命予後が悪いのです」。肺の病気があっても、標準的な治療で病状が安定していれば、むしろ息切れがある人こそリハビリテーションを行うべきです[1]。なぜなら、リハビリテーションを行うことで、**息切れが軽くなり、日常生活動作が拡大し、生命予後を改善する**ことができるからです。息切れのない人ももちろんリハビリテーションを行うべきですが、効果をあまり実感できないかもしれません。

COPD以外にも、間質性肺炎、肺結核後遺症、肺がん、肺高血圧症などの慢性呼吸不全を惹起する多彩な慢性呼吸器疾患がすべて呼吸リハビリテーションの対象となります。患者自身にリハビリテーションを行おうという積極的な意思があれば、年齢制限や肺機能の数値による基準はありません[1]。ですから、「高齢だから」「肺機能の低下が著しいから」というだけで、運動療法の導入をあきらめることのないよう注意する必要があります。「それって、心不全患者に対する心臓リハビリテーションと同じじゃないの？」と思われたみなさん！そのとおりです。ただし、コントロール不良の循環器疾患、急性炎症、重度の精神疾患、整形外科疾患など、呼吸リハビリテーションの施行を妨げる因子や不安定な合併症がないことが条件になります。

呼吸リハビリテーションのエビデンス

　ここから、もっとくわしく呼吸リハビリテーションのエビデンスをお話ししましょう。呼吸リハビリテーションの効果に関して、エビデンスがもっとも確立しているのはCOPDです。COPDの管理のための国際ガイドラインとしては、GOLD（Global Initiative for Chronic Obstructive Lung Disease）ガイドラインがあります。最新のGOLDガイドラインでは、エビデンスレベルが4段階で評価されています。COPDにおける呼吸リハビリテーションの効果としては、運動耐容能の改善、呼吸困難の軽減、健康関連QOLの向上、入院回数と日数の減少、不安・抑うつの軽減、急性増悪の回復促進の6つが最高評価である「A評価」を受けています（表）[2,3]。つまり、心臓リハビリテーションの効果とそれほど遜色はないのです。日本呼吸器学会の『COPD（慢性閉塞性肺疾患）診断と治療のためのガイドライン』[3]では、「COPDの診断がついたらすぐに呼吸リハビリテーションを行うようにする」と定めてあるほどです。

　じつは私は、わが国初の脳死肺移植患者の術前・術後のリハビリテーションを担当しました。それ以来、私の教室では、わが国最多の脳死肺移植患者（80

表…呼吸リハビリテーションのエビデンス（文献2、3より改変）

効　果	エビデンス
運動耐容能の改善	A
呼吸困難の軽減	A
健康関連QOLの向上	A
入院回数と日数の減少	A
COPDによる不安・抑うつの軽減	A
増悪による入院後の回復を促進	A
上肢の筋力と持久力トレーニングによる上肢機能の改善	B
効果はトレーニング終了後も持続	B
生存率の改善	B
長時間作用性気管支拡張薬の効果を向上	B
呼吸筋トレーニングはとくに全身運動トレーニングと併用すると効果的	C

例以上）のリハビリテーションを経験しています。移植待機患者を含めれば、この数倍の患者を担当しました。肺移植は、なるほどその効果はびっくりするほど劇的です。移植手術前には酸素マスクで1分間に数リットルの酸素投与が必要だった患者が、移植後数週間が経つと、酸素なしで階段歩行などができるようになります。しかし、呼吸リハビリテーションだけで息切れが改善し、肺移植の必要がなくなったり、酸素の投与が不要になったりすることはそれほどめずらしいことではありません。

引用・参考文献

1) 日本呼吸ケア・リハビリテーション学会ほか編．呼吸リハビリテーションマニュアル：運動療法．第2版．東京，照林社，2012, 192p.
2) National Institute of Health. National Heart Lung, and Blood Institute. Global Initiative for Chronic Obstructive Lung Disease. Global Strategy for the Diagnosis, Management and Prevention of COPD. NHLB/WHO workshop report 2011；Update of the Management Sections. 2015.
3) 日本呼吸器学会編．COPD（慢性閉塞性肺疾患）診断と治療のためのガイドライン．第4版．2013.

第2章 内部障害リハビリ 15 の常識

3 腎臓が悪ければよい適応

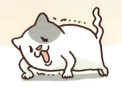

慢性腎臓病治療のコペルニクス的転回

　私は腎臓専門医でもあります。昔は、腎臓病というと安静にすることが治療の1つでした。歩いただけで、あるいは、立っただけでも尿中に蛋白質が漏れ出てくるのですから、私も当時は疑問に思いませんでした。また、慢性腎臓病（chronic kidney disease；CKD）患者がマラソン競技大会に出た後に、急に腎機能が悪くなって透析をせざるをえなくなった、というような報告もありました。しかし、その後の研究により、今では **CKD 患者でも体を動かすことはとても大切だ**と、"運動制限から運動療法へ"のコペルニクス的転回を果たしたのです。

　糖尿病や腎炎などのために腎臓の機能が著しく低下し慢性腎不全になると、週3回、1回4〜5時間の透析を行うことになります。2014年末にわが国の慢性透析患者数は32万人を突破し、国民400人に1人の割合にまで高まりました。透析患者では、筋力低下や運動耐容能の低下、易疲労感、活動量の減少が認められます。透析は継続して受けなければならないため、仕事の制約が出たり、出張や旅行がしにくかったりすることも少なくありません。しかし、恐ろしいことに、**運動耐容能の低い透析患者や運動をしない透析患者では、生命予後が悪い**のです。また、透析患者が運動を行わないことは、低栄養や左室肥大と同程度に生命予後に悪影響を及ぼすことが指摘されています。逆に、定期的な運動習慣のある透析患者はあきらかに生命予後がよく、週当たりの運動回数が多いほど生命予後がよく、定期的な運動習慣をもつ透析患者の割合が多い施設ほど、施設当たりの患者死亡率が低いことまで示されています。もっとくわしく説明すると、透析患者が運動を行うと、最大酸素摂取量の改善、protein-

表…CKD 透析患者における運動療法の効果（文献 1 より）

- 最大酸素摂取量の増加
- 左心室収縮能の亢進（安静時・運動時）
- 心臓副交感神経系の活性化
- 心臓交感神経過緊張の改善
- PEW（protein-energy wasting）の改善
- 貧血の改善
- 睡眠の質の改善
- 不安・うつ・QOL の改善
- ADL の改善
- 前腕静脈サイズの増加（とくに等張性運動による）
- 透析効率の改善
- 死亡率の低下

energy wasting（PEW）の改善、蛋白質異化の抑制、QOL の改善などがもたらされることがあきらかになっています（表）[1]。

K/DOQI（Kidney Disease Outcomes Quality Initiative）による透析患者の心血管疾患に対する臨床ガイドライン 2005 年版では、「医療スタッフはすべての透析患者の運動機能評価と運動の奨励を積極的に行う必要がある」と明記されています。

腎臓リハビリテーションも世界一

現在、腎臓領域では腎臓リハビリテーションが注目されています。じつはこの概念や定義も、私たちがつくりました[2]。腎臓リハビリテーションとは、腎臓病患者や透析患者の息切れや疲れやすさなどの各種症状を軽くして日常生活動作や仕事を行いやすくしたり、寿命を延ばしたりすることを目的として、**運動療法、食事療法と水分管理、薬物療法、教育、精神・心理的サポートなどを行う、長期にわたる包括的なリハビリテーション**です[2]。保存期 CKD 患者にも腎臓リハビリテーションは有効で、運動耐容能の改善、QOL の改善、運動療法を行うことによる腎機能（推算糸球体濾過量〈estimated glomerular filtration rate；eGFR〉）の改善、死亡率や透析移行率の低下などの報告が相次いでいます[3〜5]。そしてうれしいことに、2016 年の診療報酬改定では、糖

尿病透析予防指導管理料に「腎不全期患者指導加算」が新設されました。すなわち、糖尿病性腎症の患者が重症化し、透析導入となることを防ぐために、進行した糖尿病性腎症の患者に対する質の高い運動指導が診療報酬として世界ではじめて評価されたのです[6]。具体的な運動内容や禁忌、中止基準などは、日本腎臓リハビリテーション学会ホームページに『保存期CKD患者に対する腎臓リハビリテーションの手引き』が無料で公開されています[7]。ぜひ参考にしてください。

　2017年には、日本透析医学会での学術賞（たった1つ）に、何とこの腎臓リハビリテーションに関する演題が選ばれました。日本透析医学会のある理事の先生は、2017年の学術集会の講演で「今後10年間の透析医学の研究は、腎臓リハビリテーションやフレイルといった運動に関する研究が中心になる」と言ってくださっていました。余談ですが、私は2011年に、世界ではじめて日本腎臓リハビリテーション学会を設立しました[8]。私は設立時より現在まで理事長を務めています。2017年には、あの代表的科学雑誌『Nature』が発行した『Nature Reviews in Nephrology』で「日本腎臓リハビリテーション学会が、腎臓病の危険因子であり今後の介入すべきターゲットである低身体活動に果敢に挑戦し、また、日本の厚生労働省が、国民健康保険制度でCKDステージ4～5に対する運動療法に対して世界初の診療報酬をつけた」として、私たちの学会活動や厚生労働省保険局の人々など関係者との共同作業が紹介されるとともに、高く評価されました。医師・研究者冥利につきるとはこのことです[9]。そして、腎臓リハビリテーションは今やブームのまっただ中です。腎臓リハビリテーションも世界一！　なのです。これを機会に、読者のみなさんにも腎臓リハビリテーションをぜひ覚えていただければと思います（注：2018年の診療報酬改定では、「腎不全期患者指導加算」は「高度腎機能障害患者指導加算」に改定され、対象が腎不全に至っていない高度腎機能障害の患者にまで拡大されました）。

引用・参考文献

1）　上月正博. 新編 内部障害のリハビリテーション. 第2版. 東京, 医歯薬出版, 2017,

512p.
2) 上月正博. 腎臓リハビリテーション. 東京, 医歯薬出版, 2012, 492p.
3) Baria, F. et al. Randomized controlled trial to evaluate the impact of aerobic exercise on visceral fat in overweight chronic kidney disease patients. Nephrol. Dial. Transplant. 29（4）, 2014, 857-64.
4) Greenwood, SA. et al. Effect of exercise training on estimated GFR, vascular health, and cardiorespiratory fitness in patients with CKD：a pilot randomized controlled trial. Am. J. Kidney Dis. 65（3）, 2015, 425-34.
5) Chen, IR. et al. Association of walking with survival and RRT among patients with CKD stages 3-5. Clin. J. Am. Soc. Nephrol. 9（7）, 2014, 1183-9.
6) 厚生労働省. 平成28年度診療報酬改定について.（http://www.mhlw.go.jp/stf/seisakunitsuite/bunya/0000106421.html）.
7) 日本腎臓リハビリテーション学会. 保存期CKD患者に対する腎臓リハビリテーションの手引き. 22p.
8) 日本腎臓リハビリテーション学会ホームページ.（http://jsrr.jimdo.com/）.
9) Zelle, DM. et al. Physical inactivity：a risk factor and target for intervention in renal care. Nat. Rev. Nephrol. 13（5）, 2017, 152-68.

第2章 内部障害リハビリ 15の常識

4 肝臓病はよい適応

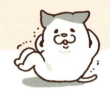

肝臓機能障害患者にも必要な運動療法

　以前は肝臓機能障害患者では安静が治療の1つと考えられていました[1]。なぜならば、運動中は筋血流量が増加する一方で、肝血流量が減少するからです。しかし、肝血流量がある程度減少しても、肝臓での酸素摂取量は酸素取り込み割合の増加で代償されること、したがって高度の運動負荷でない限り、肝障害を来すほどの酸素欠乏は生じないこと、過度の安静によってディコンディショニング（全身の各部のはたらきが低下すること）が生じたり、社会復帰の遅延やQOLの低下、運動耐容能の低下を招いたりすること、運動耐容能の低下が死亡率の増加と関係することなどが報告され、最近ではむしろ**肝臓機能障害の場合も必要以上の安静を解除し、社会復帰に向けて運動の再開を図る**という考えかたに変化してきています。このように、肝臓機能障害患者においても運動療法は必要であり、食事療法、薬物療法、教育などとともに行われるべきものとなっています。

非アルコール性脂肪性肝疾患と運動療法

　「脂肪性肝疾患」とは、肝細胞におもに中性脂肪が沈着して肝障害を来す疾患の総称です[2]。脂肪性肝疾患の病因としては、過剰飲酒、肥満、糖尿病、極度の低栄養、薬物などが挙げられます。脂肪性肝疾患はさらに、アルコール性脂肪性肝疾患と非アルコール性脂肪性肝疾患（nonalcoholic fatty liver disease；NAFLD）に分けられます（図）[2]。わが国の健診受診者におけるNAFLDの有病率はとても高く、男性で約40％、女性で約20％です。

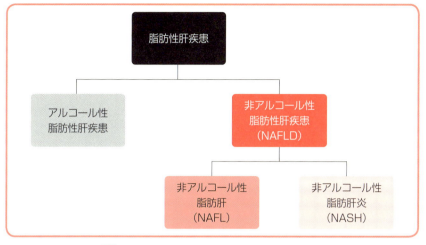

図…脂肪性肝疾患の分類（文献2より改変）

　2つの脂肪性肝疾患のうち、**運動療法がとくに積極的に推奨されるのはNAFLD**です。NAFLDは、病態が進行することのまれな非アルコール性脂肪肝（non-alcoholic fatty liver；NAFL）と、肝硬変や肝細胞がんに進行することのある非アルコール性脂肪肝炎（nonalcoholic steatohepatitis；NASH）に分けられます。NASHは、10年の経過で約20%が肝硬変へと進展し、時に肝細胞がんをも発症する進行性の疾患です[2]。頻度は成人の2〜3%と推定されています。

　『NAFLD/NASH診療ガイドライン2014』の運動療法の効果に関する記述[3]では、NAFLD/NASHに対する運動療法の効果は表のように示されています。肥満を合併したNAFLDでは、1回30〜60分、週3〜4回の有酸素運動を4〜12週間継続することで、体重減少を伴わずに肝脂肪化が改善することが示されています[4,5]。また、NASH患者が低エネルギー食の摂取や有酸素運動を行うと、体重減少に伴い肝臓の組織所見が改善することが示されています[6,7]。有酸素運動として、ウォーキングやジョギング、水中運動など、軽く汗ばむ程度の強度での運動が勧められています。一方、短距離全力疾走や重量挙げ、腕立て伏せは無酸素運動であり、NAFLD患者には勧められません。

表 NAFLD/NASHに対する運動療法の効果（文献3より作成）

ステートメント	推奨の強さ （合意率）	エビデンス レベル
食事や運動療法による体重減少は3〜12ヵ月の施行期間でNAFLD/NASHの肝機能および組織像を改善するため実施することを推奨する	1 （100%）	A
運動による肝の組織学的変化はあきらかになっていないが、運動療法単独でもNAFLD患者の肝機能、肝脂肪化は改善するため実施することを提案する	2 （100%）	B

運動療法の効果は小児にも

　近年わが国では、肥満児が増加し、メタボリックシンドロームの予備群として社会的な関心を集めています。小児においてもNAFLDとNASHの存在が知られており、その治療の基本は、**成人と同様に生活習慣の改善**にあります。小児患者やその親には肥満に対する病識が乏しいことが多く、厳格な治療は受け入れられにくいです。また、過度な食事制限を行うと、成長期に必要な栄養素まで欠乏する危険もあります。そのため一般的には、炭水化物や脂質の制限（アイスクリームやジュース類の制限）、有酸素運動による運動量の増加、テレビやテレビゲーム時間の短縮、体重の計測と記録、同居家族全員を含めた生活習慣の改善などを行います。

　私たちは、肥満を有する小児NAFLD患者に対して、食事療法や運動療法、生活習慣是正教育を含めた入院型包括的リハビリテーションを実施しました。その結果、1,900kcalという普通給食（すなわち非常に軽度の食事制限）であっても、適切な運動療法を加えることで肝逸脱酵素値の著明な改善効果を認めています[8]。

肝硬変患者にも効果が認められる運動療法

　肝硬変患者でも運動の重要性が指摘されています。肝硬変患者では身体活動量の低下がみられており[9]、肝硬変患者の運動耐容能は、肝硬変の重症度と逆

相関しています[10~12]。また、エネルギー摂取不足がサルコペニアにつながります[13, 14]。このサルコペニアが肝硬変患者の骨格筋でのアンモニア処理能力を低下させ、高アンモニア血症をひき起こし、肝性脳症を誘発する可能性も指摘されています。肝硬変患者のサルコペニアは、肝硬変患者の生命予後にも関係することが知られています[15]。

　肝硬変の管理の原則は、**①過度の安静を指示しない、②適度な身体活動を継続する、③分枝鎖アミノ酸製剤を補給する**、の3つです。すなわち、肝硬変でも一概に安静を指示するのではなく、個々の症例ごとに病態を把握し、病態に応じた運動療法を実施し、筋肉の維持や生命予後およびQOLの改善につなげることが推奨されています。

引用・参考文献

1) 上月正博. 新編 内部障害のリハビリテーション. 第2版. 東京, 医歯薬出版, 2017, 512p.
2) 日本肝臓学会編. NASH・NAFLDの診療ガイド2015. 東京, 文光堂, 2015, 64p.
3) 日本消化器病学会編. NAFLD/NASH診療ガイドライン2014. 東京, 南江堂, 2014, 162p.
4) van der Heijden, GJ. et al. A 12-week aerobic exercise program reduces hepatic accumulation and insulin resistance in obese, hispanic adolescents. Obesity. 18 (2), 2010, 384-90.
5) Johnson, NA. et al. Aerobic exercise training reduces hapatic and visceral lipids in obese individuals without weight loss. Hepatology. 50 (4), 2009, 1105-12.
6) Promrat, K. et al. Randomized controlled trial testing the effects of weight loss on nonalcoholic steatohepatitis. Hepatology. 51 (1), 2010, 121-9.
7) Vilar Gomez, E. et al. Clinical trial：a nutritional supplement Viusid, in combination with diet and exercise, in patients with nonalcoholic fatty liver disease. Aliment. Pharmacol. Ther. 30 (10), 2009, 999-1009.
8) 伊藤修ほか. 小児非アルコール性脂肪性肝疾患（NAFLD）への運動療法の効果. 運動療法と物理療法. 20 (1), 2009, 82-7.
9) Hayashi, F. et al. Nutritional status in relation to lifestyle in patients with compensated viral cirrhosis. World J. Gastroenterol. 18 (40), 2012, 5759-70.
10) Terziyski, K. et al. Exercise performance and ventilatory efficiency in patients with mild and moderate liver cirrhosis. Clin. Exp. Pharmacol. Physiol. 35 (2), 2008, 135-40.

11) Campillo, B. et al. Submaximal oxygen consumption in liver cirrhosis. Evidence of severe functional aerobic impairment. J. Hepatol. 10 (2), 1990, 163-7.
12) Epstein, SK. et al. Analysis of impaired exercise capacity in patients with cirrhosis. Dig. Dis. Sci. 43 (8), 1998, 1701-7.
13) Dharancy, S. et al. Impact of impaired aerobic capacity on liver transplant candidates. Transplantation. 86 (8), 2008, 1077-83.
14) Hayashi, F. et al. Physical inactivity and insufficient dietary intake are associated with the frequency of sarcopenia in patients with compensated viral liver cirrhosis. Hepatol. Res. 43 (12), 2013, 1264-75.
15) Alameri, HF. et al. Six Minutes Walk Test to assess functional capacity in chronic liver disease patients. World J. Gastroenterol. 13 (29), 2007, 3996-4001.

第2章 内部障害リハビリ15の常識

5 リハビリで質の高いがん医療を実現

がん医療にもリハビリテーションが必要な理由

　がん患者ではさまざまな機能障害が生じます[1]。それらの機能障害は、がんそのものによる障害（骨転移、疼痛、がん性末梢神経炎など）と、治療過程で生じる障害（化学・放射線療法による全身性の機能低下や廃用症候群、乳がん術後の肩関節拘縮など）の2つに分けられます。これらの機能障害により、がん患者の多くはセルフケアや移動などに関してリハビリテーションの必要な問題を抱えており、それらの問題はがんの種類によらずすべてのがん患者で生じていることがあきらかになっています（図）[2,3]。その結果として、がん患者の生活の質（QOL）が低下してしまいます。

　ところが、がん患者でもリハビリテーションを行えば、**症状を緩和したり二次的障害を予防したりすることができ**、機能や生活能力の維持・改善が期待できます。したがって、質の高いがん医療を行ううえで、今やリハビリテーションは必要不可欠なものになってきました。わが国では「がん患者リハビリテーション料」としてがんリハビリテーションの診療報酬が認められたことも、その普及に拍車をかけています。

　2010年にAmerican College of Sports Medicine（ACSM）から発表されたガイドライン[4]では、がん患者のリハビリテーションに関して、①がん治療中・後の運動を実施する際には特別のリスク管理を要するが、運動の実施は安全である、②運動トレーニングは、乳がん・前立腺がん・血液がん患者において、体力、筋力、QOL、疲労の改善に有効である、③レジスタンストレーニングは乳がん患者において、リンパ浮腫の合併の有無にかかわらず、安全に実施できる、④ほかのがん患者への運動の効果は十分にあきらかでなく、がんの種類・

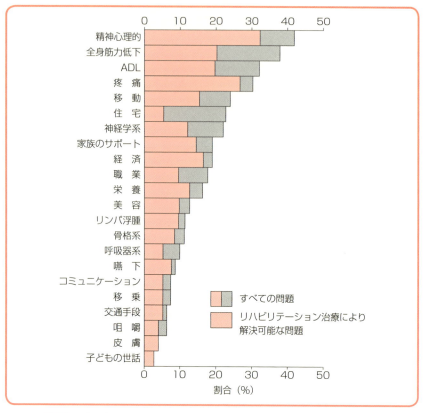

図 … がん患者のリハビリテーション上の問題点（文献2、3より）

病期、運動の量や内容についてさらに研究が必要である、と総括しています。

引用・参考文献

1) 辻哲也. "がんのリハビリテーションの概要". がんのリハビリテーションマニュアル：周術期から緩和ケアまで. 東京, 医学書院, 2011, 23-37.
2) Lehmann, JF. et al. Cancer rehabilitation：assessment of need, development, and evaluation of a model of care. Arch. Phys. Med. Rehabil. 59（9）, 1978, 410-9.
3) 上月正博. "がん". よくわかる内部障害の運動療法. 東京, 医歯薬出版, 2016, 218.
4) Schmitz, KH. et al. American College of Sports Medicine roundtable on exercise guidelines for cancer survivors. Med. Sci. Sports. Exerc. 42（7）, 2010, 1409-26.

第2章 内部障害リハビリ15の常識

6 歩くと足が痛ければよい適応

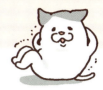

足が痛い！

　呼吸リハビリテーションは、息切れのある人、言い換えれば「苦しい」人によく効くということを46ページ「第2章-2　息切れのある呼吸器疾患患者はよい適応」で説明しました。それなら、足が「苦しくなる」末梢動脈疾患（peripheral arterial disease；PAD）でも効果があるのではないかと思いますよね。じつは、その考えかたは正しいのです。

　PADは、冠動脈以外の末梢動脈である大動脈、四肢動脈、頸動脈、腹部内臓動脈、腎動脈の閉塞性疾患です[1]。この10年間でPADの有病率は23.5%増加し、2010年での患者数は何と2億人以上に及ぶとされ、世界的な問題となっています[2]。PADの重症度分類としては、Fontaine分類が臨床的によく用いられます。Fontaine分類は4ステージからなり、Ⅰ度は無症状、Ⅱ度は間歇性跛行を呈し、Ⅲ度は安静時疼痛を伴い、Ⅳ度は壊疽や組織消失を伴います。間歇性跛行はPAD患者にみられるもっとも典型的な症状であり、トレッドミルを用いた運動またはトラック歩行が初期治療として各国のガイドラインで推奨されています。

　トレッドミルとは、動く歩道です（図）[3]。傾斜がつけられるベルトコンベア型の負荷装置で、車輪に対する摩擦荷重で強度を設定します。歩行速度と傾斜を設定することで、簡単に運動負荷量を漸増することができます。また、心電図や血圧のモニターも行いやすく、病院や運動施設での体力測定や体力評価にもよく用いられます。

　近年の研究により、PADの生命予後にはFontaine分類による臨床症状や足関節上腕血圧比（ankle brachial pressure index；ABI）による血行動態のみ

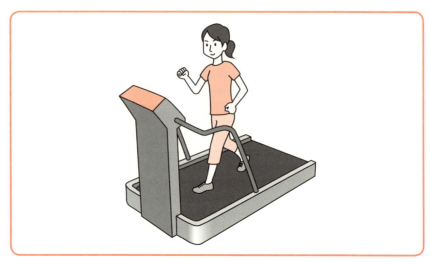

図 … トレッドミル

ならず身体機能も影響を及ぼすこと、とくに日常生活における活動量、傾斜をつけたトレッドミル上での連続歩行距離、平地での6分間連続歩行距離、歩行速度、下肢筋力が低値であるほど予後不良であることがあきらかになってきました[4]。PAD患者118名において、12週間の運動療法を完遂できたPAD患者64名と中断した患者54名とを5.7±3.9年フォローアップした結果、運動療法を完遂できたPAD患者は、中断した患者に比べて心血管疾患死が有意に低いことがあきらかになりました[5]。このことから、**PAD患者に対する運動療法は生命予後を延長する可能性**があると考えられています。PADの患者では、心血管疾患や糖尿病を合併しているケースが多いため、運動中のモニタリングをしたり、適切な履物を選択し足病変が生じないようにしたりすることも重要です。

最近のメタ解析では、運動療法と血行再建術の効果を比較すると最大歩行距離に差はないこと、運動療法と血行再建術を組み合わせると運動療法単独よりも最大歩行距離を有意に増加させることが報告されています[6]。

引用・参考文献

1) 末梢閉塞性動脈疾患の治療ガイドライン 2014 年度合同研究班報告. 末梢閉塞性動脈疾患の治療ガイドライン（2015 年改訂版）. (http://www.j-circ.or.jp/guideline/pdf/JCS2015_miyata_h.pdf).
2) Fowkes, FG. et al. Comparison of global estimates of prevalence and risk factors for peripheral artery disease in 2000 and 2010：a systematic review and analysis. Lancet. 382（9901）, 2013, 1329-40.
3) 上月正博.「安静」が危ない！ 1 日で 2 歳も老化する！：「らくらく運動療法」が病気を防ぐ！治す！ 東京, さくら舎, 2015, 184p.
4) Morris, DR. et al. Association of lower extremity performance with cardiovascular and all-cause mortality in patients with peripheral artery disease：a systematic review and meta-analysis. J. Am. Heart Assoc. 3（4）, 2014, pii: e001105. doi: 10.1161/JAHA.114.001105.
5) Sakamoto, S. et al. Patients with peripheral artery disease who complete 12-week supervised exercise training program show reduced cardiovascular mortality and morbidity. Circ. J. 73（1）, 2009, 167-73.
6) Pandey, A. et al. Comparative Efficacy of Endovascular Revascularization Versus Supervised Exercise Training in Patients With Intermittent Claudication：Meta-Analysis of Randomized Controlled Trials. JACC Cardiovasc. Interv. 10（7）, 2017, 712-24.

第2章 内部障害リハビリ15の常識

7 拘縮や筋萎縮、骨萎縮の予防ができるのはリハビリだけ

長期臥床による拘縮を予防

　呼吸リハビリテーションは、「コントロール不良の循環器疾患、急性炎症、重度の精神疾患、整形外科疾患など、呼吸リハビリテーションの施行を妨げる因子や不安定な合併症がないことが条件になる」と、46ページ「第2章-2 息切れのある呼吸器疾患患者はよい適応」で述べました。それでは、たとえば肺炎のときはリハビリテーションの適応ではないのでしょうか。答えはノーです。肺炎であっても、積極的なリハビリテーションは控えるにしても、熱があろうが意識がなかろうが、**関節が拘縮してしまうことのないように関節可動域を維持する訓練を行う必要があります**。肺炎のときに安静を強いてばかりいると、起きられなくなって寝ていることで誤嚥性肺炎を起こしやすくなる、手足が拘縮することで歩くことも座ることも困難になる、という状況を招きます。このように、拘縮は人間としての尊厳にかかわります。拘縮をつくった医療機関は、診療レベルが低いとみなされます。したがって、一般病棟や外来の医療スタッフこそ、関節の拘縮を来さない方法に習熟し、実行する必要があります。

　拘縮は、皮膚や筋肉、関節包、靭帯の変化により、正常な関節の動きが制限された状態です。拘縮を加速する要因には、出血や感染、身体の活動性低下や痛み、軟部組織の損傷や浮腫などがあります。拘縮のできやすい好発部位（図）があるため注意しましょう[1,2]。拘縮によって、下肢では足関節尖足位や膝関節屈曲位、股関節屈曲位が生じることが多いです。体幹でも、腰椎椎間関節に拘縮が生じると腰痛になります。拘縮の治療には長期間を要するため、予防のリハビリテーションが大切です（詳細は132ページを参照）。

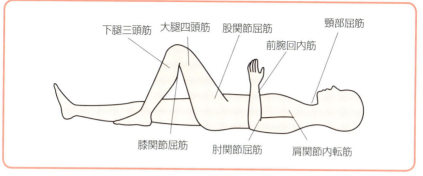

図 拘縮の起こりやすい部位（文献2より作成）

筋萎縮を予防

　長期の安静臥床や関節の固定によって、筋線維の直径の減少などにより筋容積が小さくなることを廃用性筋萎縮（disuse muscle atrophy）といいます。**廃用性筋萎縮は、最大筋力の低下や筋持久力の低下を招く**ことが知られています。体幹や下肢の抗重力筋を中心に、絶対安静では、筋力低下は1日2％、1週間で10～15％、4週間で50％[1]起こります。

　もうすこしくわしく説明すると、安静による活動量の低下は、筋への血液供給の減少や筋の酸素利用の減少、代謝活動の減少を招きます。安静臥床による筋萎縮は、遅筋（Type Ⅰ）線維、速筋（Type Ⅱ）線維のいずれにも起こりますが、一般的に速筋（Type Ⅱ）の筋線維で萎縮は大きく、このことが下肢の抗重力筋に著しい筋力低下が生じる一因とされています。一方、酸化酵素は遅筋（Type Ⅰ）線維で著しく低下します。

　脳卒中では片麻痺が起こりやすいですが、不要な安静により、麻痺側だけでなく非麻痺側にも廃用性筋萎縮が生じ、筋力が低下します。そのため、脳卒中片麻痺患者では、歩行可能でも、健常者と比べれば健側にも筋萎縮が認められます。しかし、これもリハビリテーションによって予防や治療が可能です（詳細は133ページを参照）。

骨萎縮を予防

　骨には人体を支持する機能があります。また、体内のカルシウム濃度の恒常性を維持する機能もあります。もっとくわしくいえば、骨組織では、破骨細胞による骨吸収と骨芽細胞による骨形成が絶え間なく行われており（骨代謝回転）、活動的な日常生活を送っている健常者では、骨吸収と骨形成の平衡が維持されています。

　骨萎縮とは、すでに形成された骨の量が減少した状態です。骨萎縮がなぜ生じるかというと、骨に加わる物理的応力が低下して破骨細胞が活性化され、骨吸収が促進されるからです。具体的には、下肢が骨折や運動麻痺で免荷された場合に、関節の不動あるいは安静臥床によって、本来は筋収縮によって加わる骨への応力が長期間にわたり減少した場合などに骨萎縮が起こります。そのため、尿中へのカルシウム排泄は安静臥床で増加します。3週間の安静臥床では、尿中カルシウムの量は基準値の4〜6倍に増加し、新たな平衡状態に達するまで、高値は持続します[1]。

　残念ながら**不動による骨萎縮は、カルシウムの摂取では予防することができません**。不動による局所性骨萎縮は局所への負荷を大きくすることによって改善し、全身性の廃用性骨萎縮は全身運動を行うことによって改善します。すなわち、**骨萎縮はリハビリテーションによって予防可能**なのです。

　廃用性骨萎縮では、過度の安静臥床を避け、できるだけ早期に坐位や立位を保持すること、運動が治療に影響しない身体部位は早期に動かすことが予防策として重要です。つまり筋肉の場合と同じというわけですね。

　余談ですが、身体運動による骨萎縮の改善には長期間を要するため、薬物療法も試みられています。骨粗鬆症のうち、骨密度が低下しているものには骨吸収抑制作用のあるビスホスホネート製剤が、骨質が劣化しているものには抗酸化作用のある選択的エストロゲン受容体モジュレーター（selective estrogen receptor modulator；SERM）や活性型ビタミンD_3製剤、ビタミンKが、密度低下と骨質劣化の両方があるものには骨形成促進薬であるテリパラチド酢酸塩（副甲状腺ホルモン）が有効です。

引用・参考文献

1) 上月正博. 新編 内部障害のリハビリテーション. 第2版. 東京, 医歯薬出版, 2017, 512p.
2) 正門由久ほか. "運動障害". 最新リハビリテーション医学. 東京, 医歯薬出版, 1999, 86-95.

第2章 内部障害リハビリ15の常識

8 認知症の進行も抑制できる

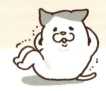

増えゆく認知症患者

　認知症とは、厳密には「生後いったん正常に発達した種々の精神機能が、慢性的に減退・消失することで、日常生活・社会生活が営めなくなる疾患」です。厚生労働省は2015年に、10年後の2025年には認知症の患者が5割増しの700万人になると発表しました[1]。これに軽度認知障害（mild cognitive impairment；MCI）の患者を加えると約1,300万人となり、2025年には、じつに65歳以上の5人に1人が認知症、65歳以上の3人に1人が認知症およびMCIになると推定されています[1]。

認知症の予防には身体活動が重要

　2011年にはアメリカ心臓協会（American Heart Association）が、**高い身体活動は認知機能低下を予防する**と結論づけています[2]。また、身体活動量が多いほど、認知機能低下や認知症発症の危険は少ないということがわかっています。これは、年齢の高低や学歴の有無に関係ありません。18歳のときの持久力（運動耐容能）が高いほど、42歳時に認知症になりにくいとされています[3]。つまり、どんな人でも認知症予防に運動が重要なのです。

　1回15分以上の運動を週に3回以上行ったグループでは、認知症の発症率が34％も少ないことが報告されています[4]。しかも、認知症の発症予防効果は、もともと身体機能が虚弱だった人で大きくなります。つまり、日ごろ運動をしてこなかった虚弱な人こそ、1万歩まで歩かなくても、すこし運動量を増やすだけで認知症が予防できるというわけです。

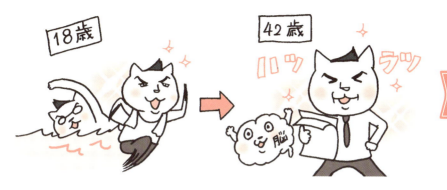

認知機能改善のためには有酸素運動が効果的

　認知症にはいくつかの種類がありますが、アルツハイマー型認知症（Alzheimer's disease；AD）、脳血管型認知症、レビー小体型認知症、前頭側頭型認知症の4つが代表的です。認知症のうち約60％はADが原因で、約20％は脳血管型認知症によるものとされています。

　現在のところ、ADに対する根治的治療法はなく、せめて症状を軽くできればという考えかたで、薬物療法や非薬物療法が行われています[5]。まず薬物療法としては、アセチルコリンエステラーゼ阻害薬とメマンチン塩酸塩が用いられていますが、効果は限定的と見なされています[6〜8]。一方、非薬物療法は、認知機能の改善を目的とする有害作用が少ない治療法と考えられています[9,10]。非薬物療法のなかでも、**運動療法や身体活動の増加は、認知症の進行抑制にもっとも効果的**であると報告されています[11,12]。運動療法の認知機能への効果を認知症タイプ別に分析したGrootらの研究では、ADでも（$p < 0.01$）、認知症全体でも、運動療法は有効でした（$p < 0.01$）[13]。また、運動療法の認知機能への効果を運動療法のタイプ別に分析したところ、有酸素運動に非有酸素運動を加えた場合（$p < 0.01$）でも、有酸素運動のみの場合（$p < 0.05$）でも有効でしたが、筋力トレーニングなどの非有酸素運動のみの場合には有効ではありませんでした[13]。すなわち、認知機能改善のための運動療法の内容としては、**有酸素運動が重要**であることがわかったのです。

中等度から重度の認知症にコウヅキ運動プログラム

　余談ですが、私たちも、音楽療法、美術療法、園芸療法、紙工芸、レクリエーション療法、健康体操、笑い療法、活動療法を組み合わせた多要素認知プログラム（multi-component cognitive program；MCP）を中等度から重度のAD高齢者に対して、1日2回、1回60分、週5日、6ヵ月間実施しました[14]。評価は、全体的な認知機能を評価し、ADの経時的な悪化を検出することができるアルツハイマー病評定尺度−認知（ADAS-cog）を用いました。ADAS-cogは、記憶力、言語能力、遂行能力の3つの下位領域に分かれており、全部で11個の質問から構成され、70点満点中、得点が高いほど認知機能障害が強いことを示します[15]。さらに私たちは、MCPを1日2回から1回に減らす代わりに、エルゴメータを用いた下肢運動プログラム（Kohzuki Exercise Program；KEP）を1日1回、1回60分、週5回、6ヵ月間行うと、中等度から重度のAD高齢者の認知機能の改善に有効であることを示しました（図1、2）[14]。この私たちの結果は大好評のようで、ロンドン大学や香港工科大学などから運動方法に関して続々と問い合わせがきています。

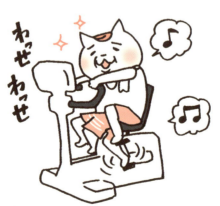

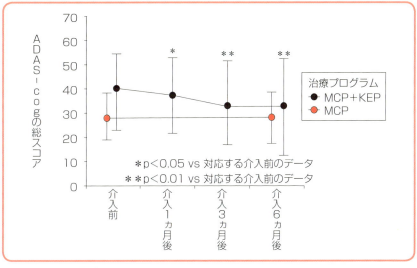

図1 ADAS-cog の群間・前後比較（文献 14 より）

平均値を表示した。

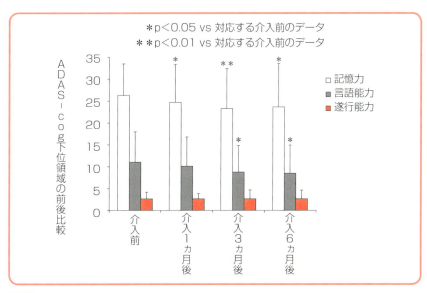

図2 MCP + KEP 群における ADAS-cog の 3 つの下位領域の前後比較（文献 14 より）

平均値±標準偏差を表示した。

続々とあきらかになる有酸素運動の効果

　認知症の高齢者は、転倒や骨折の危険性が高く、うつ状態になっている割合も高いことから、体の動きが急速に悪くなったり、介護負担が増大したりしやすい状態にあるといえます。したがって、将来の介護負担を減らす意味でも、認知症患者の運動療法は重要です。

　これまで「脳の神経細胞は増殖せず、細胞数は毎日減るばかり」と信じられてきました。ところが、マウスに有酸素運動をさせたところ、脳の「海馬」（記憶や学習に関係する部位）にある脳神経細胞が、分裂して大幅に増えることが認められました。つまり、**有酸素運動で脳細胞が増える**のです。しかも、このマウスでは、脳細胞数が増加しただけでなく、「迷路を間違わずに速く通過する」というテストの成績も向上しており、解剖学的にだけでなく、生理学的にも意味のある現象であることまであきらかになりました。すなわち、有酸素運動による認知機能改善効果は、脳細胞の増殖で一部説明できる可能性が出てきたわけです。

　また、最近では、有酸素運動で脳内の神経伝達物質（アセチルコリンなど）や神経栄養因子（brain derived neurotrophic factor；BDNFなど）が増え、それによって神経や血管を新生させる効果があることもあきらかになりました。さらに、有酸素運動をすることで、ADの原因物質として有力視されている脳内の「アミロイドβ蛋白質」という物質の増加が抑えられたり、脳神経細胞を破壊する作用のある「インターロイキン-1β」や「TNF-α」という物質の放出が抑えられたりすることまで報告されています[16]。動物とヒトとで効果に違いがないかなど、今後のさらなる検討が必要でしょうが、認知症に対して、運動のもつ力が予想以上であることが理解いただけるのではないでしょうか。

引用・参考文献

1) 厚生労働省みんなのメンタルヘルス総合サイトホームページ．(http://www.mhlw.go.jp/kokoro/speciality/detail_recog.html)．
2) Gorelick, PB. et al. Vascular contributions to cognitive impairment and dementia：

a statement for healthcare professionals from the American Heart Association/ American Stroke Association. Stroke. 42（9）, 2011, 2672-713.
3）Nyberg, J. et al. Cardiovascular and cognitive fitness at age 18 and risk of early-onset dementia. Brain. 137（Pt 5）, 2014, 1514-23.
4）Larson, EB. et al. Exercise is associated with reduced risk for incident dementia among persons 65 years of age and older. Ann. Intern. Med. 144（2）, 2006, 73-81.
5）Chiappelli, F. et al. Evidence-Based Research in Complementary and Alternative Medicine Ⅲ：Treatment of Patients with Alzheimer's Disease. Evid. Based Complement. Alternat. Med. 3（4）, 2006, 411-24.
6）Trinh, NH. et al. Efficacy of cholinesterase inhibitors in the treatment of neuropsychiatric symptoms and functional impairment in Alzheimer disease：a meta-analysis. JAMA. 289（2）, 2003, 210-6.
7）Birks, J. Cholinesterase inhibitors for Alzheimer's disease. Cochrane. Database Syst. Rev. 25（1）, 2006, CD005593.
8）Tsoi, KK. et al. Time to Treatment Initiation in People With Alzheimer Disease：A Meta-Analysis of Randomized Controlled Trials. J. Am. Med. Dir. Assoc. 17（1）, 2016, 24-30.
9）Takeda, M. et al. Non-pharmacological intervention for dementia patients. Psychiatry Clin. Neurosci. 66（1）, 2012, 1-7.
10）Olazarán, J. et al. Nonpharmacological therapies in Alzheimer's disease：a systematic review of efficacy. Dement. Geriatr. Cogn. Disord. 30（2）, 2010, 161-78.
11）Ahlskog, JE. et al. Physical exercise as a preventive or disease-modifying treatment of dementia and brain aging. Mayo. Clin. Proc. 86（9）, 2011, 876-84.
12）Bherer, L. et al. A review of the effects of physical activity and exercise on cognitive and brain functions in older adults. J. Aging Res. 2013, 657508：1-8.
13）Groot, C. et al. The effect of physical activity on cognitive function in patients with dementia：A meta-analysis of randomized control trials. Ageing Res. Rev. 25, 2016, 13-23.
14）Kim, MJ. et al. Physical Exercise with Multicomponent Cognitive Intervention for Older Adults with Alzheimer's Disease：A 6-Month Randomized Controlled Trial. Dement. Geriatr. Cogn. Dis. Extra. 6（2）, 2016, 222-32.
15）Youn, JC. et al. Development of the Korean version of Alzheimer's Disease Assessment Scale（ADAS-K）. Int. J. Geriatr. Psychiatry. 17（9）, 2002, 797-803.
16）Chirico, EN. et al. Magnetic resonance imaging biomarkers of exercise-induced improvement of oxidative stress and inflammation in the brain of old high-fat-fed ApoE$^{-/-}$ mice. J. Physiol. 594（23）, 2016, 6969-85.

第2章 内部障害リハビリ15の常識

9 高齢者の強い味方

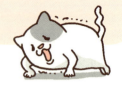

高齢者でも効果のみられるリハビリテーション

　高齢者と若年者では、生理機能や疾患の特徴が大きく異なることはご存じでしょうか。高齢者は、一人で多くの疾患を有している場合が多いです。また、息切れや疼痛などの症状・徴候が非典型的であったり少なかったりするために、狭心症発作や心不全などに気づきにくく、疾患の発見が遅れる場合が少なくありません。さらに、**高齢者は、肉体的、精神的、社会的な状況の個人差が大きい**です。つまり、同じ年齢でも合併症がなく自己管理をしっかりして自立できている患者もいれば、麻痺や認知症などを有して日常生活で常時介護が必要な患者もいます。このように、高齢者では暦年齢と身体的年齢とが乖離するケースも多いです。

　ただし、高齢だからというだけで手術の適応でないことはありますが、高齢だからというだけでリハビリテーションの適応でないことはありません。高齢者に対するリハビリテーションの効果や意義はすでに証明されています。

　高齢者に対するリビリテーションは、若年者の場合と比較して効果に遜色ないことがあきらかになっています[1, 2]。また、私たちの2017年の最新の研究では、エルゴメータを用いた下肢運動プログラム（Kohzuki exercise program；KEP）を行ったところ、65〜74歳の前期高齢者に比べて85歳以上の超高齢者で運動機能の改善が大きいことがわかりました（図1、2）[3]。つまり、高齢でもあきらめずにきちんとしたリハビリテーションプログラムを行うことで、目を見張るほどの効果があるのです。高齢になってからますます頼りになる医療・福祉・介護の最強の味方がリハビリテーションというわけです。

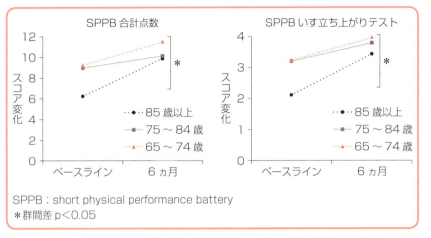

図1 …高齢者での運動療法が運動機能に及ぼす効果（文献3より）

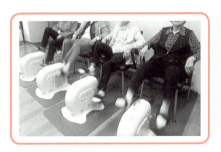

図2 …運動療法を実施している超高齢者の様子

高齢者にリハビリテーションを行う際のポイント

　ただし、高齢者では、その特徴を踏まえたリハビリテーションが必要です。高齢者に対するリハビリテーションのポイントを表[2, 4]に示します。高齢者は、運動機能や生活機能に大きな個人差があります。たとえば、動作が緩慢になり、名前を呼ばれてから入室するまでの時間や、衣服の着脱の時間が長くなりがちです。しかし、気持ちや意欲はいつまでも若いころとあまり変わらないため、「おじいさん」「おばあさん」と呼ばれることに抵抗感のある人が多いです。相手の名前を呼ぶほうが、患者取り違えがなくスムーズですので、高齢者に対して

表…高齢者の特徴ごとのリハビリテーション時の対応策（文献2、4より）

①個人差が大きい
　→対応策：高齢者に対しては、一人ひとりテーラーメイドされた対応が求められる

②一人で多くの疾患を有する
　→対応策：運動負荷試験を厳密に行う
　　　　　　高強度運動よりも低～中強度運動で、時間と頻度を漸増する

③疾患の病態が若年者と異なる
　→対応策：老年医学や臓器障害に対する十分な知識を備えておくとともに、問診の腕を磨く

④重篤な疾患があるのに明瞭な臨床症状を欠くことが多く、診断の遅れを招くことがある
　→対応策：自覚症状の有無を過信しない
　　　　　　血圧、脈拍数、酸素飽和度、血液生化学検査、尿検査、心電図などを頻回に測定する

⑤認知機能低下、認知症、難聴、構語障害、失語症、うつ状態、意識障害、せん妄などのために問診しにくいことが多い
　→対応策：大きな声で、はっきり、ゆっくり、ていねいに対応する
　　　　　　教材に工夫をして「わかりやすさ」を徹底する
　　　　　　患者に加えて家族に教育を徹底する

⑥侵襲的な検査を行いにくい
　→対応策：確定診断にどうしても必要か、どうしても確定しなければならないかを十分に考え、インフォームド・コンセントでわかりやすく説明する

⑦1つの疾患の治療がほかの疾患に影響を与えやすい
　→対応策：つねに全身状態を考慮し、全人的医療を行う

⑧検査値の正常値が若年者と異なる
　→対応策：検査値に対する十分な知識を備えておく

⑨本来の疾患と直接関係のない合併症を起こしやすい
　→対応策：ウォームアップやクールダウンを長めにとる
　　　　　　運動強度の進行ステップには時間をかける

⑩廃用症候群を合併しやすい
　→対応策：加齢に伴う基礎体力の低下に対して早めにリハビリテーションを開始し、継続する工夫をこらす

⑪薬剤に対する反応が若年者と異なる
　→対応策：体重、血圧、検査データ、薬剤の変更、脱水の有無などに気を配る

⑫疾患の完全な治癒は望めないことが多く、いかに社会復帰させるかが問題となることが多い
　→対応策：完璧なADL改善のために長期間入院を強いるのではなく、入院によりある程度ADLの改善がみられた段階で、在宅でいかにリハビリテーションを継続させるかのシステムづくりを行う

⑬治療にあたりQOLに対する配慮がより必要となる
　→対応策：インフォームド・コンセントを十分に行うことはもちろん、患者の現在の生活習慣とその生きがいなどを十分に聴取し、さらに、正しいこととできることのギャップをつねに念頭に置いて落としどころを考える

⑭疾患の発症・予後に医学的な要素とともに、心理的、社会的、環境的な要素がかかわりやすい
　→対応策：心身機能・構造（機能障害）のみならず、健康状態、個人因子、環境因子、活動（能力障害）、参加（社会的不利）を考え、それぞれに対応策を練る

も名前で呼びかけるようにしましょう。一言でいえば、**人生の先輩として尊敬の念を忘れない**ことが大切です。

　また、高齢者は、しっかりしているように見えても、理解力が低下している人もいることを念頭に置く必要があります。とくに薬剤の管理や服薬の確認などに注意が必要であり、薬の一包化や処方の単純化などにも気を配る必要があります。同居家族に薬の管理を任せるなどの対応が必要になる場合が少なくありません。減塩や禁煙、水分制限、エネルギー制限、運動などの日常生活習慣の修正が必要な場合でも、**生活習慣を大きく変容させると、高齢者の生きがいを奪ってしまうことにもなりかねない**ため十分に注意しましょう。高齢者の現在の生活習慣と生きがいなどを十分に聴取し、さらに、正しいことと高齢者にできることとのギャップをつねに考慮して、相手のプライドを傷つけないように注意することが必要です。

　多疾患を有することや予備力が低下していることを念頭に置き、高強度運動よりも低〜中強度運動で、時間と頻度を漸増する必要があります。KEPは、安全かつ手軽で、自分の意志でいつでもやめられるなど、高齢者が行う運動のよい見本といえるでしょう。

　さらに、高齢者本人だけでなく家族にも十分教育を行うことが重要です。高齢者は、症状・徴候が非典型的であるため、患者の自覚症状の有無を過信せず、血圧、脈拍数、酸素飽和度、心電図などを頻回に測定することも必要です。教育で注意をしなければならないことは、とくに若い研修医にありがちな、一方通行に得意げに細かい知識を振りかざすことです。その間、高齢患者や家族はポカンとして理解していないわけですから、これは時間や資源のムダになります。高齢患者や家族に教育を行う際は、一方向ではなく、対話や質問を通じて患者や家族にも参加してもらうようにしましょう。すなわち、医療スタッフがどれだけ説明したかより、**患者や家族に説明がどれだけ伝わったかがより重要**です。

　私たちは、心臓リハビリテーションに関する患者向けの解説書をイラスト入りで作成しました[5]。とても好評で、中国語訳も出版されています。このように、認知症や聴覚障害、視覚障害の合併対策として、教材に工夫をして「わかりやすさ」を徹底することがとても重要です。

引用・参考文献

1) 循環器病の診断と治療に関するガイドライン2011年度合同研究班報告．心血管疾患におけるリハビリテーションに関するガイドライン（2012年改訂版）．(http://www.j-circ.or.jp/guideline/pdf/JCS2012_nohara_h.pdf)．
2) 上月正博．高齢者の心臓リハビリテーションの特異性と注意点．心臓リハビリテーション．16（1），2011，31-4．
3) Cho, C. et al. Six-Month Lower Limb Aerobic Exercise Improves Physical Function in Young-Old, Old-Old, and Oldest-Old Adults. Tohoku J. Exp. Med. 242（4），2017, 251-7.
4) 上月正博．高齢者の特徴とリハビリテーションの重要性．J. Clin. Rehabil. 20（1），2011，57-64．
5) 上月正博ほか編．イラストでわかる患者さんのための心臓リハビリ入門．東京，中外医学社，2012，122p．

第2章 内部障害リハビリ15の常識
10 透析中はリハビリの絶好の機会

透析患者にどのように運動療法を行うか

　透析患者は運動を行ったほうがよいことは50ページ「第2章-3　腎臓が悪ければよい適応」で述べたとおりです。K/DOQI（Kidney Disease Outcomes Quality Initiative）による透析患者の心血管疾患に対する臨床ガイドライン2005年版には、「医療スタッフはすべての透析患者の運動機能評価と運動の奨励を積極的に行う必要がある」[1]と明記されているほどです。

　しかし、透析患者にリハビリテーションの1つである運動療法をいかにして習慣づけるかは難題です。なぜなら、週3回透析施設に通院するだけでも負担を感じている透析患者にとって、運動のために病院や運動施設にさらに通うのはとてもたいへんなことだからです。自宅で自主トレーニングを行うにしても、とても強い意志がなければ長続きするものでないことは読者のみなさんもおわかりでしょう。また、運動療法は透析直後に行うべきではありません[2]。透析直後には患者は脱水・低血圧状態であることが多く、運動はむしろ危険です。

透析中の運動療法のメリットとポイント

　そこで考えられたのが、透析中の運動療法です。血液透析中は患者の腕に作製したシャントから大量の血液を持続的に取り出し、濾過しています。そのため、透析中にリハビリテーションを行うといっても、身動きが取れない状態の患者を動かすのは危ないと思う読者も多いことでしょう。しかし、じつは透析患者の透析中の運動療法が爆発的に普及してきているのです（図1）。その理由は、①透析中に運動することで運動の時間をほかに改めて設定しなくてよ

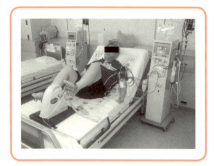

図1…透析中に運動療法を行っている様子

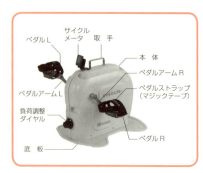

図2…負荷量可変式エルゴメータ（てらすエルゴⅢ）

い、②周りには医療スタッフがおり、血圧計などが常備されているため安心、などのメリットがあるからです。

運動療法を透析中に行う際は、**低血圧反応を避けるために、治療の前半に行います**[3]。私たちは2005年から、透析をしている最中に、エルゴメータを用いた下肢運動とゴムバンドやボールを用いたレジスタンス運動を患者に行ってもらっています。最近は、負荷量可変式エルゴメータ（図2）が開発され、利便性が高まりました。

もちろん、すでに述べたように、透析に至らない保存期慢性腎臓病（chronic kidney disease；CKD）患者でも運動療法が勧められることはいうまでもありません[4]（リハビリテーションの詳細は166ページを参照）。

引用・参考文献

1) K/DOQI Workgroup. K/DOQI clinical practice guidelines for cardiovascular disease in dialysis patients. Am. J. Kidney Dis. 45（4 Suppl 3）, 2005, S1-135.
2) 上月正博. 新編 内部障害のリハビリテーション. 第2版. 東京, 医歯薬出版, 2017, 512p.
3) Pescatello, LS. et al. ACSM's Guidelines for Exercise Testing and Prescription. 9th ed. Philadelphia, Lippincott Williams & Wilkins, 2014, 400p.
4) 上月正博. 高齢のCKD患者において、サルコペニア・フレイル・protein-energy wasting（PEW）対策をどうとるか. 内科. 116（6）, 2015, 941-5.
5) 昭和電機ホームページ.（http://www.showadenki.co.jp/terasu/product/erugo/erugo2/）.

第2章 内部障害リハビリ 15 の常識

11 コンコーダンスで効果アップ

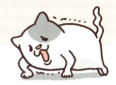

患者をやる気にさせるには

　患者がリハビリテーションを嫌がる場合、2 つの理由が考えられます。①リハビリテーションに対して患者にやる気がない場合と、②患者がリハビリテーションの効果を期待していない場合です。①に関して、患者をやる気にさせるためには、患者と医療者とのあいだで共通の目標を立ててていねいに説明し、運動を行ったらとにかく患者を褒めることがもっとも重要です（詳細は第 7 章を参照）。また、患者と医療者の関係性にも注意が必要です。かつて、「医師は頼りになるもの、偉いもの。教授はもっと頼りになるもの、偉いもの」とした時代がありました。テレビドラマにもなった小説『白い巨塔』の世界です。医学的見地からの指示を医療スタッフから患者へ一方的に設定し、患者がその指示に従順でいるという時代でした。現在、まったくといってよいほど権威のない教授である私にとっては、少々うらやましくなる時代でした。

　患者が医療スタッフの指示に従うことを「コンプライアンス」（compliance；服従、受諾、法令遵守）といい、決められたことを守るというニュアンスがあります。コンプライアンスでは、情報の伝達は一方的で、患者は萎縮したり、適切な治療や自己管理が十分に達成できなかったりする場合が少なくありませんでした。

　その弊害をなくすべく、最近は、**コンコーダンス（concordance；一致、和合）**という考えかたになりつつあります[1]。コンコーダンスでは、医師や医療スタッフと患者とが対等な立場（パートナーシップ）で話し合い、合意の下に治療方針を決定し続けていくことが含まれ、患者が疾患と治療について十分な知識を備えることが前提となります。患者みずからがインターネットや医療

本などを利用して疾患や医療に関する情報を容易に入手できるようになり、「自分の治療を自分で決定したい」という意欲が高まった現象などが典型です。

コンコーダンスは、患者が元来もっている価値観やライフスタイルを基準にしており、最優先されるのは患者であり、遵守は絶対ではありません。薬を例にとれば、患者自身が自分の人生・生活に対して服薬が利益をもたらすと判断したとき、患者は薬を飲みます。これなら患者のやる気が高まり、効果も高まることは言うまでもありません。

コンコーダンスを高めればリハビリテーションが続く

リハビリテーションの継続がうまくいかない要因の1つに、コンコーダンス不良があります。私は、患者のコンコーダンスを高めるための方法（AIDE-SP2）を確立しました（表）[2]。AIDE-SP2は、Assessment（アセスメント）、Individualization（個別化）、Documentation（記録）、Education（教育）、Supervision（監督）、Passion & Praise（熱意と賞賛）の頭文字をとったものです。AIDE-SP2では、治療やリハビリテーションの内容、患者や家族の問題を整理したうえで、患者や家族と十分に話し合って、同意を得られた内容でリハビリテーションメニューを作成します。紙媒体や視聴覚教材などを用いてわかりやすくリハビリテーション内容を伝達し、確実に習得してもらうとともに、毎日の達成内容を記録します。患者・家族にも多少責任をもってもらう必要がありますが、むしろ、日々痛感させられることは、**医療スタッフの熱意と患者・家族への賞賛がとても重要**だということです。医療スタッフが熱意をもってリハビリテーションに取り組み、患者が達成・継続できた場合にきちんと賞賛することを忘れてはなりません。もちろん、これらの情報は、チームで共有することも必要です。

今後は、障害やリハビリテーションについて十分な知識をもった患者がリハビリテーションにパートナーとして参加し、患者が医師と合意したリハビリテーションを共同作業として行う**コンコーダンスが、リハビリテーション効果を高める根本的な対策になる**と思われます。

表…患者のやる気（コンコーダンス）を高めるための方法（AIDE-SP2）（文献2より）

A：Assessment（アセスメント）
・すべての治療（手術、薬物、食事療法など）やリハビリテーションの内容をアセスメントする
・治療やリハビリテーションの効果とリスクについて話し合う
・患者・家族の有する問題を整理する
・オープン・クエスチョン（開いた質問）をおもに用いる

I：Individualization（個別化）
・患者の合意、自主的な選択を尊重してリハビリテーションメニューを個別化する
・退院後や転院後にも患者・家族が継続可能なリハビリテーションメニューであるかどうかを確認する
・医療スタッフと患者・家族とでゴールを共有する

D：Documentation（記録）
・紙媒体、視聴覚教材などを用いてわかりやすくコミュニケーションする
・内容の定期的な確認を促す
・リハビリテーションメニューの施行内容の自己記入を奨励し、その評価をフィードバックする
・スタッフ間でも情報を共有する

E：Education（教育）
・個別化した内容の教育を正確かつ持続的に行う
・患者・家族の用いている言葉を使ってわかりやすく教育する
・ステップごとに患者・家族の内容理解を確認する
・患者・家族個人の選択とその責任を強調する

S：Supervision（監督）
・リハビリテーションメニューを継続的に監督し、見直しを行う
・問題や質問が生じた際は互いに連絡できるようにしておく

P2：Passion & Praise（熱意と賞賛）
・熱意をもって説明やリハビリテーションを行う
・患者が達成・継続できたことを賞賛する

引用・参考文献

1) Horne R. et al. Concordance, adherence and compliance in medical taking：Report for the National Co-ordinating Centre for NHS Service Deliverly and Organisation R & D（NCCSDO）. 310p.（http://www.nets.nihr.ac.uk/__data/assets/pdf_file/0009/64494/FR-08-1412-076.pdf）.
2) 上月正博編. 重複障害のリハビリテーション. 東京, 三輪書店, 2015, 584p.

第2章 内部障害リハビリ15の常識

12 通院しなくても効果の上がるリハビリはできる

よいリハビリテーションとは

　一般的に、高血圧に対して降圧薬をやめると、血圧はまた上昇します。それと同じように、リハビリテーションもやめると効果がなくなります。それでは、リハビリテーションのための通院をやめれば、その効果はなくなるのでしょうか。答えはノーです。

　ここで、患者のリハビリテーションを支える医療スタッフについて考えてみましょう。通常のリハビリテーションを行う際、医師の指示に従って理学療法士や作業療法士、言語聴覚士、看護師などの医療スタッフが患者のリハビリテーションを担当します。それでは、「名医療スタッフ」とはどのような人でしょうか。

A：その人がいないと、患者のリハビリテーションがうまくいかず、患者の機能がアップしにくい人

B：その人自身がいなくても、患者のリハビリテーションがうまくいき、機能がアップするように患者の自主トレーニングを増やしたり、若い医療スタッフにあらかじめリハビリテーションの内容を指導・伝達して代わりに行えるスタッフを増やせたりする人

　答えがBであることはおわかりですね。では、竜宮城病院での患者と医療スタッフの会話の一コマをみてみましょう。

医療スタッフ：歩けるようになってよかったですね。もうお家に帰れますよ。

患者：ありがとうございます。でも、家に帰ったら歩けなくなるのではないかと心配です。

医療スタッフ：大丈夫。また歩けなくなったら、病院に来てください。入院してリハビリテーションをすれば歩けるようになりますよ。

患者：それはありがたい。それなら安心して家に帰れます。
医療スタッフ：おめでとうございました。

　読者のみなさんは、この会話をどう思いますか？ 医療スタッフは親切な応対をしていると思いますか？ 私からいわせると、会話中の医療スタッフの応対は、2つの理由で不適切です。2つの理由とは、①リハビリテーションの目的は、**患者が在宅や施設で困らないようにする**ことであり、②**リハビリテーション通院が終わった途端に機能が急降下するようでは、望ましいリハビリテーションを実施したことにはならない**、ということです。つまり、よいリハビリテーションは、医療機関で行うリハビリテーションが終了しても、患者自身で自主的に続けられたり、家族や介護者などの周囲の人たちが医療スタッフの代わりにサポートしてあげられることが保証される必要があります。中途半端にリハビリテーションをやめてしまえば、もちろんリハビリテーションの効果はなくなります。

「足す」より「引く」リハビリテーション

　回復期リハビリテーション病棟などでの休日リハビリテーション加算が認められるようになり、いわゆる「365日リハビリテーション」を実施している施設が増えています。リハビリテーションの回数に比例して機能が上昇するケースも少なくないため、集中的にリハビリテーションを実施することの意義は高いです。薬物療法や食事療法、点滴は通常毎日行っているわけで、リハビリテーションだけ休みの日があるのはおかしいという考えもあります。しかし、365日リハビリテーションには落とし穴があります。それは、365日リハビリテーションは、医療スタッフが関与する強制的なリハビリテーションであり、患者本人にしっかりした意欲がなくても、医療スタッフが叱咤激励して行ってくれるという安心感が生まれやすいということです。その安心感のために、退院して医療スタッフの関与するリハビリテーションがなくなると、リハビリテーションが続かず、一気に機能が低下することになります。

　薬の場合、服用をやめても効果が持続するのは、膀胱炎などの急性感染症に対して期間限定で使用する抗生物質や抗菌薬ぐらいです。ほとんどの薬（高血

圧、糖尿病、脂質異常症、心臓病などの薬）は、いったん服用をやめてしまうと、その効果は切れて病気が元に戻ってしまいます。リハビリテーション・運動療法も、まさに薬の一種と考えましょう。やめればその効果はあまり長く続かず、運動機能や生活機能が低下していきます。

リハビリテーションは、患者が在宅生活に戻った後も、患者みずからが「家でもきちんと行うんだ、行えるんだ」という強い意思をもち、正確な技術を身につけ自信をもつことが前提となります。入院中だけ機能が上がっても、退院すればすぐに機能が落ちるようなリハビリテーションは、そこまでかけたマンパワーや医療費の無駄かもしれないのです。すなわち、**退院前から患者みずからがしっかりと意欲をもって、正確かつ十分なリハビリテーションを独力や周囲の支援で行えるようにする**ことがもっとも重要なことであり、必ずしも365日リハビリテーションである必要はありません。むしろ、医療スタッフが休みになる週末に患者みずからが行うリハビリテーションのほうが、退院後の機能維持に有効であり、入院中からの医療費も安くて済む可能性があります。このように、何が何でも「足すリハビリテーション」より、**医療スタッフのかかわりを「引くリハビリテーション」**が、機能の維持や医療費抑制のためにも今後向かうべき方向になるように私は思います。

　もう一度、竜宮城病院での患者と医療スタッフの会話をみてみましょう。
　医療スタッフ：歩けるようになってよかったですね。もうお家に帰れますよ。
　患者：ありがとうございます。でも、家に帰ったら歩けなくなるのではないかと心配です。
　医療スタッフ：大丈夫。入院中に外泊して歩けることを何度か確認しましたよね。退院してからも継続して歩く訓練をすれば、ずっと歩けます。むしろ、退院後もリハビリを続けていけば、今よりもっと速く、楽に歩けるようになりますよ。
　患者：それはありがたい。それなら、退院してからもがんばって歩くようにします。
　医療スタッフ：おめでとうございました。
　このような会話が聞けるようになることを望みます。もちろん、万一患者が退院後に肺炎や脳卒中などになった場合は、再度入院してリハビリテーション

表 … リハビリテーションを続けるコツ（文献 1 より作成）

- スタッフと患者とで目標を共有する
- 家族に応援してもらったり、日にちを決めて教室やジムに通うなど、「他人の監視下にある運動」から始める
- とりあえず始めてみる。挫折したら、ひと休みしてまた再開する。その積み重ねで運動習慣がついていく
- 歩数計をつけて毎日の記録を残す
- 仕事中はなるべく階段を使う
- 昼食時に外食をする場合は遠くの店に歩いて行く
- 休日の買い物は、目的の品を買うだけでなく、ウィンドーショッピングも楽しむ
- 景色のよいところを散歩する
- 音楽を聴きながら散歩する
- エレベータやエスカレータはなるべく使わずに歩く
- バス停や駅は 1 つ手前で降り、一駅分歩く
- 遠回りをして歩く
- 運動仲間をつくる
- 服装などのファッションをいつもより派手にし、変化をつける
- 他人と話をしながら続けられる運動を選び、運動中や運動終了後に、苦しさや痛みを覚えないようにする
- 「何が何でも毎日」とは考えず、週 2 日程度の休みをとる
- 栄養や睡眠を十分にとる
- 最初からがんばりすぎず、自分の体調に合わせてマイペースで運動する
- 体調の悪いときは休む
- 頭痛、胸痛、冷汗、脱力感などがあれば、ただちに運動をやめ、主治医に相談する
- 運動中や運動後には、水分補給を忘れずに行う

を行うわけですが、そんな不確定な未来のことよりも、患者が退院してからもきちんと運動を続けられるような指導をすることがもっと重要であることは、読者のみなさんもおわかりでしょう。

運動療法を長く継続させるためのコツ

　リハビリテーションの継続がうまくいかない要因の1つに、コンコーダンス不良があり、私が患者のコンコーダンスを高めるための方法（AIDE-SP2）[1]を確立したことを81ページ「第2章-11　コンコーダンスで効果アップ」でお話ししました。患者を励ますことが重要なわけですが、患者自身が心がけるべきこととしては、表のようなアイデアを提案するのがよいでしょう。どれか1

つでもよいので試してみることで、読者のみなさん自身にも患者にもそれぞれ合ったものが見つかるはずです。

引用・参考文献

1) 上月正博編. 重複障害のリハビリテーション. 東京, 三輪書店, 2015, 584p.

第2章 内部障害リハビリ15の常識

13 効果的なプログラムは運動だけにあらず

心臓リハビリテーションにおける患者教育

　リハビリテーションは、体を動かすことが中心的なメニューであり、教育や講義だけを受けても運動能力の改善はほとんどないといえます。とはいえ、**リハビリテーションでは教育や講義もとても重要**な構成要素です。たとえば心臓リハビリテーションでは、最近は理学療法・運動療法に薬物療法、食事療法、患者教育・カウンセリングなどをセットにした「包括的リハビリテーション」に積極的に取り組んでいます。その結果、包括的心臓リハビリテーションで、寿命の延長や生活機能の改善、生活の質や不安・うつの改善などの目覚ましい成果が出ています[1]。

　とくに、急性期心臓リハビリテーションに引き続いて半年間行われる回復期心臓リハビリテーションは、生命予後の延長に効果的であり[2]、私たちは、12日間の入院型後期回復期心臓リハビリテーションを行っています（表）。そのなかで、独自に作成した教育テキストとスライドを用いて、「病態」「危険因子」「心臓リハビリテーション」「運動療法」「食事療法」「日常生活」「ストレス」「復職」の8項目に分け、十分な時間をかけて患者教育を行っています。その際に使用するテキスト[3]は、イラスト入りであるため、高齢者にもとてもわかりやすいと評判です。このプログラムの修了者は、平均経過年数5年8ヵ月の時点で生存率が95％と高く、生存例の運動頻度は発症時に比して高率で、喫煙率は発症時に比して低率であり、状態不安尺度スコアは心臓リハビリテーション後の改善を維持していました[4]。

　このプログラムは、回復期心臓リハビリテーションのために3～6ヵ月間外来通院するという従来の形態よりも患者に対する時間的束縛が少なく、心臓リ

表…入院型後期回復期心臓リハビリテーションプログラムの例（東北大学内部障害リハビリテーション科）

	予　定	運動療法	講　義
4月8日（月）	入院、一般検査	運動負荷試験	①目的説明
4月9日（火）	総回診、採血、採尿	運動療法	②疾患
4月10日（水）		運動療法	③運動療法
4月11日（木）		運動療法	④危険因子
4月12日（金）	24時間心電図をつけて外泊へ	運動療法	⑤日常生活
4月13日（土）	外　泊		
4月14日（日）	外　泊		
4月15日（月）		運動療法	⑥ストレス
4月16日（火）	心エコー、総回診	運動療法	
4月17日（水）		運動療法	⑦食事療法
4月18日（木）	採血チェック	運動療法	⑧復職
4月19日（金）	管理栄養士による栄養指導		

ハビリテーション目的で通院しなくても、運動療法、食事療法、薬物療法などの包括的心臓リハビリテーションを患者自身が行うことができるようになるという利点があります[5, 6]。

呼吸リハビリテーションにおける患者教育

　呼吸リハビリテーションでも同様で、私たちは、4週間の入院型包括的呼吸リハビリテーションプログラムの下、運動療法に加えて、息切れのしなくなる歩きかたなどを指導しています[7]。ちなみに、息切れを減らす対策として、禁煙、減量、薬物療法（抗コリン薬など）があります。「患者の息切れを減らしてすこしでも患者を楽にさせるためには、どんなことでもがんばって取り入れる」ということが包括的呼吸リハビリテーションなのです。

スタッフみんなで包括的リハビリテーションを

　もっとも、私をはじめ医師は何でもわかっているかといえば、運動療法や栄

養、薬物療法の知識が十分でない人たちも少なくないことは認めざるをえません。そのため、リハビリテーションに関与するスタッフなら職種を問わず、リハビリテーション＝包括的リハビリテーションになるように、みんなが手を取り合うべきです。その際に、イラストを多用した書籍や資料は、患者教育のみならず医療スタッフ教育でも重要となります。また、心臓リハビリテーション指導士（日本心臓リハビリテーション学会が認定する資格）などの職種横断的な認定資格を取得することも、リハビリテーションのレベルを高めるよい動機づけになるでしょう。

引用・参考文献

1) 循環器病の診断と治療に関するガイドライン 2011 年度合同研究班報告．心血管疾患におけるリハビリテーションに関するガイドライン（2012 年改訂版）．(http://www.j-circ.or.jp/guideline/pdf/JCS2012_nohara_h.pdf).
2) Witt, BJ. et al. Cardiac rehabilitation after myocardial infarction in the community. J. Am. Coll. Cardiol. 44 (5), 2004, 988-96.
3) 上月正博ほか編．イラストでわかる患者さんのための心臓リハビリ入門．東京，中外医学社，2012，122p.
4) 今西里佳ほか．当科における急性心筋梗塞回復期心臓リハビリテーション後の長期予後．心臓リハ．11，2006，79-82.
5) Kohzuki, M. Cardiac rehabilitation in Japan：prevalence, safety and future plans. J. HK. Coll. Cardiol. 14, 2006, 43-5.
6) 上月正博ほか．"東北大学病院"．ナースのための心臓リハビリテーション完全ガイド．吉田俊子ほか編．HEART nursing 2009 年春季増刊．大阪，メディカ出版，2009，145-54.
7) 日本呼吸器学会 COPD ガイドライン第 4 版作成委員会編．COPD（慢性閉塞性肺疾患）診断と治療のためのガイドライン．第 4 版．大阪，メディカルレビュー社，2013．

第2章 内部障害リハビリ15の常識

14 理学療法士だけに お任せしない

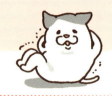

廃用症候群の予防は外来・ベッドサイドから

　リハビリテーションは包括的なものであり、多職種によって行われるのが望ましいです。リハビリテーションに関与するスタッフなら職種を問わず、リハビリテーション＝包括的リハビリテーションになるようにみんなで手を取り合うべきです。さらに、リハビリテーションの効果を長くするためには、廃用症候群にならないようにすることがもっとも重要です。ということは、**リハビリテーション科に紹介する前に廃用症候群を予防する**ことが重要となります。そうすれば、患者や家族が困ることはありませんし、リハビリテーション科での医療費がかからず、国民医療費を抑制でき、もともとの疾患による入院期間も短くて済むわけです。

　確かに理学療法士が身近にいれば助かりますが、そのためには施設基準を満たす必要があります。つまり理学療法士などの専門の医療スタッフの技術が必要な場合は、もちろんそれを利用するべきですが、医療スタッフがリハビリテーション料として診療報酬を請求できる施設基準をとるためには、リハビリテーションのための施設やスペースを十分に確保する必要があるわけです。しかし、患者を廃用症候群にしないためのリハビリテーションは、外来やベッドサイドでも簡単に行えるはずです。その際、かかりつけ医や入院時の主治医、ならびにそれらの医師と協働する看護師の役割がとても重要になります。

　「看護師なのに、なぜリハビリテーションのことまで考えなければいけないの？」と、看護師が非協力的な病院は少なくありません。看護師としての業務の多忙さなど、さまざまな理由があるのでしょう。しかし、本来、患者の生活を考えてきたのは看護師のみなさんではなかったでしょうか。看護師は、一般

の看護師業務のほかに、病棟内で患者が行う歩行や食事、排泄、更衣、入浴などの身体機能を、患者が一人で安全にできるかどうか見守っているはずです。看護師は患者ともっとも長く接しており、患者の家族と会う機会も多く、さまざまな情報をもっているため、率先して患者の心理的なサポートをする役目も果たしています。すなわち、看護師こそが外来や一般病棟で患者の生活を保障するキーパーソンなのです。したがって、看護師のみなさんは、主治医と協働してリハビリテーションを行ってください。もちろん、看護師自身できちんとしたリハビリテーションプログラムを作成するのはむずかしいため、リハビリテーションプログラムが確立されていない場合は、主治医にリハビリテーション科を紹介するよう進言してください。そうすれば、リハビリテーション科のスタッフがプログラムを提示してくれます。つまり、**できることを行い、できないところはほかのプロに頼む**という楽な気持ちでリハビリテーションを導入してもらいたいのです。これなら明日から、いや、今日からできるのではないでしょうか。善は急げです。患者を廃用症候群にしないためには、リハビリテーションの導入はいつやるの？ 今でしょ！ リハビリテーションはどこでやるの？ ここでしょ！ つまり、読者のみなさんの働いてるその場所で行うことが望まれます。

第2章 内部障害リハビリ15の常識

15 最初から専門施設に依頼しない

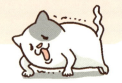

「すぐに専門施設に依頼」が正解ではない理由

　リハビリテーションが必要な患者がいた場合、最初からリハビリテーション専門施設に依頼すればよいという考えも無理はありませんが、現実的には3つの理由で誤りです。第一に、リハビリテーション専門施設では、脳卒中や大腿骨頸部骨折術後のような決まった疾患の患者であれば受け入れてもらいやすいですが、酸素療法や点滴が必要な患者はなかなか受け入れてもらえません。定額の診療報酬しか請求できないため、費用のかかる治療や検査が必要な患者は受け入れを断られることがあります。第二に、リハビリテーション専門施設で待機しているうちに廃用症候群が進行してしまうため、なるべく早期、つまり急性期病院にいるうちからリハビリテーションを開始するべきです。第三に、いわゆるリハビリテーション専門施設は、脳卒中や大腿骨頸部骨折術後のような整形外科疾患のリハビリテーションは得意ですが、内部障害のリハビリテーションはあまり得意でないところが少なくありません。これらのことから、すぐにリハビリテーション専門施設に依頼するべきかどうかは熟考する必要があります。

専門施設に依頼するときに確認すべきこと

　リハビリテーション専門施設に患者を受け入れてもらう場合は、日本医師会での評判を参考にしたり、学会ホームページで検索したりすると安心でしょう。たとえば、リハビリテーション全般の場合は日本リハビリテーション医学会ホームページから専門医や認定施設を、心臓リハビリテーションの場合は日本

表 … リハビリテーション病院・施設を選ぶ際の条件

・主治医がリハビリテーション科専門医あるいは臨床認定医である病院を選ぶ
・主治医の顔が見える病院を選ぶ
・病院の得意分野を調べ、専門性の高いリハビリテーションが受けられる病院を選ぶ
・リハビリテーション担当者の職種や人数が多い病院を選ぶ
・若いリハビリテーション担当者ばかりでない病院を選ぶ
・リハビリテーション施設に認定されている病院を選ぶ
・リハビリテーションに協力的な看護師のいる病院を選ぶ
・1日に提供するリハビリテーション時間の多い病院を選ぶ
・自主トレーニング課題をきちんと出す病院を選ぶ
・在宅復帰率を参考にする
・患者や家族との相性が合う病院・施設を選ぶ

　心臓リハビリテーション学会ホームページから心臓リハビリテーションが受けられる施設を、腎臓リハビリテーションの場合は日本腎臓リハビリテーション学会ホームページから施設会員などを検索するのがお勧めです。さらに可能であれば、表の条件を満たすリハビリテーション病院・施設を選ぶことが望ましいと考えます。

　ただし、実際にすべての条件を満たす病院・施設はいわば「理想」であり、探し出すのはかなり困難です。たとえば、リハビリテーションは充実しているけれど保険外費用が非常に高いとか、看護・介護が充実していて入院期限がなく看取りまで行ってくれるけれどリハビリテーションはしてもらえないとか、自宅から近くて便利だけれど肺炎などの治療が必要になった場合にはそのたびに一般病床のある病院に転院させられるとか、一長一短があるものです。**何を最優先して何をあきらめるかを、患者・家族とよく話し合ったうえで、病院・施設の見学や相談を調整する**のがよいでしょう。患者が主治医やかかりつけ医とよくコミュニケーションを図れるよう[1]、調整することも重要です。

引用・参考文献

1) 上月正博. リハビリテーション専門医が教える健康な人も病気の人も幸せと元気をよぶ「らくらく運動」. 東京, 晩聲社, 2014, 256p.

第3章

リハビリを安全に行うための評価

第3章 リハビリを安全に行うための評価

1 リハビリ前評価の5つのステップ

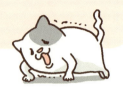

リハビリテーション前に行う5つの評価

　リハビリテーション対象患者の診察にあたっては、病歴（既往歴、現症、家族歴）、各種検査（身長、体重、血圧、脈拍、血液検査、尿検査、心電図、胸部エックス線など）の結果、喫煙歴、高血圧や糖尿病、脂質異常症、高尿酸血症、肥満などの動脈硬化性疾患の危険因子の有無とコントロール状況、合併症、併存症の状況などに関する情報収集や評価を行います[1]。その後、機能障害や日常生活機能、栄養状態、運動機能などの評価を必要に応じて行います（図）。図に示す第1ステップの高齢者総合機能評価は必須であり、その結果に問題があれば、第2ステップでその問題をくわしく評価します。第1ステップで問題がなければ第3ステップへ進みます。また、必要があれば第4ステップ、第5ステップを加えます。

問題を解決・改善する気持ちが大切

　評価を行ううえでもっとも重要なことは、評価を詳細に行うだけで満足してはならないということです。検査や評価を行って患者に何らかの問題があれば、医療スタッフは「問題を何とかしてあげたい」と思わなければなりません。患者やその家族が検査や評価に協力するということは、それで問題が見つかった場合に、問題の解決や改善を期待しているわけです。医療スタッフに協力したのに、問題が解決・改善しないのであれば、患者や家族の期待は失望に変わるでしょう。

　ただし、リハビリテーションにこれから取り組もうという読者のみなさんは、

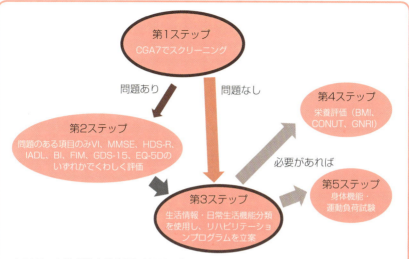

図 … リハビリテーションを安全に行うための評価の手順

問題を解決・改善する方法を学ぶ機会がこれまであまりなかったと思います。だからこそ、本書を読んで、問題の解決や改善に役立てていただきたいというのが私の切なる願いです。

引用・参考文献

1) 日本高血圧学会高血圧治療ガイドライン作成委員会編．高血圧治療ガイドライン2014．東京，ライフサイエンス出版，2014, 248p.

第3章 リハビリを安全に行うための評価

2 機能検査（第1ステップ・第2ステップ）

患者の機能障害を把握するには

　リハビリテーションの第一歩は、機能障害をとらえることです。ただし、日常の診療で完璧を期するのは困難であり、機能障害の検査によってほかの患者の待ち時間を増やしてしまうことにもなりかねません。そこで、①短時間で患者の機能を大雑把にとらえられるように工夫する、②何回かの診察に分けて機能障害の有無を聴取する、③問診票の情報や看護師などの医療スタッフによる聴取なども利用する、ということが重要です。私は、初診時に患者の生活上のいちばんの悩みと生活機能・運動機能を確認し、2回目の診察時に認知機能や社会的背景を聴取するようにしています。患者の機能障害を把握するには、以下に示す評価を行います。

第1ステップ（必須）

●高齢者総合機能評価簡易版（CGA7）[1]

　高齢者総合機能評価簡易版（comprehensive geriatric assessment 7；CGA7）は、7つの設問で患者の意欲、認知機能、日常生活動作（activities of daily living；ADL）、情緒・気分をスクリーニングするものであり、非常に便利です。リハビリテーション前に行う必須の検査です。

設問1：意欲

　外来患者の場合は、診察時に自分から進んで挨拶をする場合を「意欲あり」、返事はするまたは反応がない場合は「意欲低下あり」と評価します。入院患者の場合は、みずから定時に起床するか、リハビリテーションなどに積極的に参

加する場合を「意欲あり」、それ以外を「意欲低下あり」と評価します。

設問2：認知機能

患者に「桜・猫・電車」という3つの言葉を伝えて復唱するよう指示し、復唱できれば「認知機能はOK」、復唱できなければ、失語や難聴がない場合、中等度以上の認知症を疑います。また、「あとでまた聞きますから覚えておいてください」と伝え、3つの言葉を覚えておくよう指示します。

設問3：拡大日常生活動作（拡大ADL）

外来患者に対しては「ここまでどうやって来ましたか？」と尋ね、入院患者または施設入所者に対しては「ふだんバスや電車、自家用車を使ってスーパーマーケットに行きますか？」と尋ねます。これらの動作がつき添いなしにできれば「拡大ADLは自立」、介助が必要であれば「拡大ADLの低下」を疑います。さらに、タクシーも自分一人で利用できなければ、中等度以上の認知症を疑います。

設問4：遅延再生

設問2で覚えるよう指示した3つの言葉を言ってもらいます。ヒントなしですべて言うことができれば「遅延再生は問題なし」、そうでなければ「軽度の認知症」を疑います。

設問5：基本的日常生活動作（基本的ADL）[1]

「お風呂に自分一人で入って、洗うのに手助けはいりませんか？」と尋ね、つき添いなしにできれば「基本的ADLは自立」、それ以外であれば「基本的ADLの低下」を疑います。

設問6：基本的日常生活動作（基本的ADL）[2]

「失礼ですが、トイレで失敗してしまうことはありませんか？」と尋ね、失禁せずつき添いなしに排泄ができれば「基本的ADLは自立」、それ以外であれば「基本的ADLの低下」を疑います。設問5、6の両方に問題があれば、要介護状態の可能性が高いです。逆に両者が自立していれば、ほかの基本的ADLは自立していることが多いです。

設問7：うつ・QOL

「自分が無力だと思いますか？」という質問に対し、「いいえ」と回答すれば問題なし、「はい」と回答すればうつ傾向の可能性があります。

第1ステップであるCGA7の結果にとくに問題がなければ、次の第2ステップは飛ばして構いません。CGA7の7つの設問のいずれかで問題ありと判断した場合は、第2ステップで詳細な評価を行います。

第2ステップ

第1ステップで問題のあった項目をさらに精査するためのステップです。第2ステップで問題があった場合は、その結果も踏まえて第3ステップへ進むことになります。

●vitality index（意欲の指標）[2]

意欲をみる検査です。起床、意思疎通、食事、排泄、リハビリテーション（活動）の5つを評価するもので、これらの行為を自分から進んで行う場合を2点、促されて行う場合を1点、反応しなかったり拒否したりする場合を0点として、意欲を総計10点満点で評価します。

●ミニメンタルステート検査（MMSE）[3]

ミニメンタルステート検査（mini mental state examination；MMSE）は、認知機能をみる検査です。現在の年月日や曜日、季節、現在地を言えるか、3つの品名を復唱および再生できるか、計算ができるか（100から順に7を引いていく）、文を復唱できるか、3段命令（右手で紙を取り、2つに折り、床に落とせ、など）に従えるか、読解や作文、図形模写ができるかどうかを評価し、点数をつけます。

●長谷川式スケール（HDS-R）[3]

長谷川式スケール（Hasegawa dementia rating scale-revised；HDS-R）は、認知機能をみる尺度です。年齢や現在の年月日、曜日、現在地を言えるか、3つの品名を復唱および再生できるか、計算ができるか（100から順に7を引いていく）、3〜4桁の数字を逆唱できるか、5つの物品を記憶できるか、野菜の名前をどれだけ多く列挙できるかを評価し、点数をつけます。

MMSEもHDS-Rも、見当識や記憶、注意集中、計算をみる検査項目が含まれています。HDS-Rでは動作を要する項目がないことと、野菜の語想起課題がある点が特徴的です。また、3つの品名の遅延再生に6点の配点があり、近

い記憶への負荷が大きいことがうかがえます。両者とも 30 点満点で採点し、MMSE では 24 点以上を健常者としています。MMSE の成績は教育歴に左右されるといわれていますが、日本では 6 年間の義務教育が行われていることから、より高得点を境界とすべきだといわれています。HDS-R では、20 点以下をあきらかな認知症としています。

●手段的日常生活動作（IADL）[4]

　手段的日常生活動作（instrumental activities of daily living；IADL）は、拡大 ADL をみる尺度です。電話や買い物、食事の準備、家事、洗濯、移送の形式、自分の服薬管理、財産取り扱い能力を評価します。各項目について、自立しているか、介助が必要か、行えないかを点数化します。

●バーセルインデックス（BI）[5]

　バーセルインデックス（barthel index；BI）は、基本的 ADL をみる尺度です。食事、車いすからベッドへの移動、整容、トイレ動作、入浴、歩行、階段昇降、着替え、排便コントロール、排尿コントロールの 10 項目からなります。各 2 〜 4 段階の全 20 段階、合計 100 点満点で評価し、点数が高いほど基本的 ADL の自立度が高くなります。

●機能的自立度評価法（FIM）[6]

　機能的自立度評価法（functional independence measure；FIM）も、基本的 ADL をみる尺度です。食事、整容、清拭、更衣（上半身／下半身）、トイレ動作、排便コントロール、排尿コントロール、移乗（ベッド、いす、車いす／トイレ／浴槽、シャワー）、移動（歩行、車いす／階段）、コミュニケーション（理解／表出）、社会的認知（社会的交流／問題解決／記憶）という、運動 13 項目、認知 5 項目の合計 18 項目について、それぞれ 1 点（全介助）から 7 点（完全自立）で評価します。126 点満点中、点数が高いほど基本的 ADL の自立度が高くなります。

●老年期うつ病評価尺度 15（GDS-15）[7]

　老年期うつ病評価尺度 15（geriatric depression scale 15；GDS-15）は、老年期患者のうつの有無をみる尺度です。「毎日の生活に満足していますか？」「毎日の活動力や周囲に対する興味が低下したと思いますか？」「生活が空虚だと思いますか？」「毎日が退屈だと思うことが多いですか？」など、15 個の質問

からなり、「はい」「いいえ」で答えてもらいます。「はい」が 0 〜 4 項目の場合はうつ症状なし、5 〜 10 項目の場合は軽度のうつ病、11 項目以上は重度のうつ病が疑われます。

● **EQ-5D**[8]

EuroQol 5 dimension（EQ-5D）は、移動の程度、身の回りの管理、ふだんの活動（仕事、勉強、家族・余暇活動）、痛み・不快感、不安・ふさぎ込みの 5 つの質問で構成されている、健康関連 QOL を測定するための包括的な評価尺度です。「問題はない」「いくらか問題がある」「ひどく問題がある」という 3 段階で構成します。

引用・参考文献

1) 長寿化学総合研究 CGA ガイドライン研究班．高齢者総合的機能評価ガイドライン．鳥羽研二監修．東京，厚生科学研究所，2003．
2) Toba, K. et al. Vitality Index as a useful tool to assess elderly with dementia. Geriatr. Gerontol. Int. 2 (1), 2002, 23-9.
3) 加藤伸司ほか．改訂長谷川式簡易知能評価スケール（HDS-R）の作成．老年精神医学雑誌．2 (11), 1991, 1339-47.
4) Lawton, MP. et al. Assessment of older people：self-maintaining and instrumental activities of daily living. Gerontologist. 9 (3), 1969, 179-86.
5) Mahoney, Fl. et al. Functional evaluation：the Barthel Index. Md. State Med. J. 14, 1965, 61-5.
6) 千野直一監訳．FIM：医学的リハビリテーションのための統一データセット利用の手引き．第 3 版．1991．
7) Sheikh, Jl. et al. "Geriatric Depression Scale（GDS）Recent evidence and development of a shorter version". Clinical Gerontology：A guide to assessment and intervention. Brink, TL. ed. The Haworth Press, 1986, 165-73.
8) Tsuchiya, A. et al. Estimating an EQ-5D population value set：the case of Japan. Health Econ. 11 (4), 2002, 341-53.

第3章 リハビリを安全に行うための評価

3 生活情報・日常生活機能分類（第3ステップ）

患者の生活機能と障害を把握するための分類

　患者の機能が確認できたら、患者の生活機能を評価する第3ステップ（必須）へ進みます。リハビリテーション患者のトータルケアに必要な情報の例を表に示します[1]。これらの情報をもとに、国際生活機能分類（international classification of functioning, disability and health；ICF）に従って、生活機能や障害を分類することが患者やその家族のリハビリテーションの必要性や内容を決めるうえでたいへん重要です（図）[2]。ICFとは、人の生活機能と障害の状況を記述するための分類であり、「健康状態」「心身機能」「身体構造」「活動と参加」「環境因子」「個人因子」の6項目で構成されています。このICFに従って、たとえば日中・夜間の家族構成（大家族であっても、日中は高齢者が一人で過ごしていることもめずらしくない）、自宅とその周辺の構造（階段、手すり、坂道、自家用車の有無など）、家族との連絡方法（携帯電話や警備サービス利用の有無など）も調べておきましょう。

高齢者を診療する際の注意点

　リハビリテーション対象患者の多くは高齢者です。高齢者では、息切れや疼痛、発熱などの症状や徴候が乏しいことが多く、患者を問診するだけでは病態を把握することは困難です。高齢者が来院したら検査が必要になるのは、このような理由によります。
　また、患者は複数の医療施設に通院していることが少なくなく、単一の医療施設からの紹介状の記載内容だけでは不十分なことも少なくありません。紹介

表 … リハビリテーション患者のトータルケアに必要な情報（文献1より作成）

本人の希望	治療内容（食事や薬物に対する嗜好を含む）・住居場所・予防医学・生命予後・機能予後・社会参加・趣味などに対する希望
社会経済的状態	仕事の有無・内容・地位・場所、家族構成、家族や友人との交流状態、住居の間取り・場所・手すりや階段の有無・気候、経済的状態、医療施設・商業施設・運動施設の場所・内容・質など
社会資源の状態	障害の等級、介護度、介護者・家族の負担感、福祉施設の場所・内容・質、インスリン使用の受け入れ可能の有無など

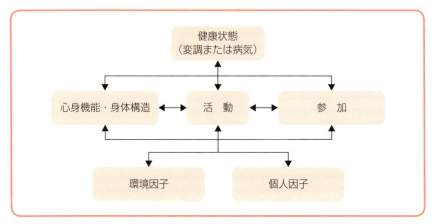

図 … 国際生活機能分類（ICF）（文献2より）

状に記載されている病名のみを単に鵜呑みにするのではなく、数回に分けて本人や家族から病歴を聴取したり、可能性があると思われる疾患に関しては診療科あるいは他科へ紹介して診断をつけたりすることを積極的に行うべきです。それが、安全で効果的なリハビリテーション計画の立案や遂行につながります。

引用・参考文献

1) 上月正博. 今必要なトータルケアの視点. J. Clin. Rehab. 16（7）, 2007, 604-10.
2) 厚生労働省社会・援護局.「国際生活機能分類－国際障害分類改訂版－」（日本語版）の厚生労働省ホームページ掲載について. 2002.（http://www.mhlw.go.jp/houdou/2002/08/h0805-1.html）.

第3章 リハビリを安全に行うための評価

4 栄養評価（第4ステップ）

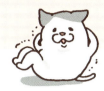

医療に欠かせない栄養療法

　リハビリテーションでは、運動療法と栄養療法は「車の両輪」です。痩せや食欲低下がみられる場合は、以下の項目で栄養評価を行いましょう。東北大学病院では、主治医がすべての入院患者の栄養状態をボディマス指数（body mass index；BMI）やCONUT（controlling nutritional status）値などで評価し、食事条件を決定しています。栄養療法のない医療はありえないわけです。

栄養評価法

●ボディマス指数（BMI）

　BMIとは、体重と身長の関係から算出される、人の肥満度を表す体格指数です（表1）[1]。BMIの計算式は世界共通ですが、肥満の判定基準は国によって異なります。日本肥満学会では、BMI 22を標準体重としており、25以上を肥満、18.5未満を低体重としています。一方、世界保健機関（World Health Organization；WHO）、米国国立衛生研究所（National Institutes of Health；NIH）、英国国民保健サービス（National Health Service；NHS）などでは、BMI 25以上を過体重（overweight）、30以上を肥満（obese）としています。ドイツ、フランス、イタリアも同様です。

●CONUT法

　CONUT法では、たんぱく質（血清アルブミン〈Alb〉値）、免疫（総リンパ球数〈total lymphocyte；TLC〉）、脂質（総コレステロール〈total cholesterol；T-cho〉値）をスコア化し、それをもとに算出した0～12点のCONUT値で

表1 …肥満度分類（文献 1 より改変）

BMI (kg/m²)	判　定
＜ 18.5	低体重
18.5 ≦ 〜 ＜ 25	普通体重
25 ≦ 〜 ＜ 30	肥満（1度）
30 ≦ 〜 ＜ 35	肥満（2度）
35 ≦ 〜 ＜ 40	肥満（3度）
40 ≦	肥満（4度）

注1）ただし、肥満（BMI ≧ 25）は、医学的に減量を要する状態とは限らない。
　　なお、標準体重（理想体重）はもっとも疾病の少ないBMI 22を基準として、標準体重（kg）＝身長（m）² × 22で計算された値とする。
注2）BMI ≧ 35を高度肥満と定義する。

表2 …CONUT 値（文献 2 より作成）

Alb (mg/dL) スコア①	≧ 3.50 0	3.00 〜 3.49 2	2.50 〜 2.99 4	＜ 2.50 6
TLC (/μL) スコア②	≧ 1,600 0	1,200 〜 1,599 1	800 〜 1,199 2	＜ 800 3
T-cho (mg/dL) スコア③	≧ 180 0	140 〜 179 1	100 〜 139 2	＜ 100 3
栄養レベル CONUT 値（①＋②＋③）	正常 0 〜 1	軽度異常 2 〜 4	中等度異常 5 〜 8	高度異常 9 〜 12

栄養状態を評価します（**表2**）[2]。

　　CONUT 値＝ Alb スコア＋ TLC スコア＋ T-cho スコア

　栄養不良レベルは、正常、軽度異常、中等度異常、高度異常の4段階で評価されます。点数が高いほど栄養不良は重症化していることになります。

　対応方法の検討にあたっては、たとえば低拍出とうっ血が原因であれば強心薬による低拍出の改善や利尿薬によるうっ血の除去、薬剤による味覚障害が原因であれば原因薬剤の中止や他剤への変更、嗜好の問題であれば食べやすい食事形態への変更など、原因によって取るべき手段を考えていく必要があります。

●高齢者栄養リスク指標

　高齢者栄養リスク指標（geriatric nutritional risk index；GNRI）は、フラ

ンスの Bouillanne らが 2005 年に発表した栄養スクリーニング法です[3]。

GNRI ＝ 14.89 ×血清 Alb 値（g/dL）＋ 41.7 ×（体重÷理想体重）

　理想体重は BMI ＝ 22 となる体重であり、体重＞理想体重の場合は体重÷理想体重 ＝ 1 とします。この値が 82 未満であれば重度栄養障害、82 〜 91 であれば中等度栄養障害、92 〜 98 であれば軽度栄養障害、98 ＜であればリスクなしと評価します。

栄養評価で問題があった場合の対応

　栄養評価で問題があった場合、栄養療法を行う必要があります。運動療法の効果を上げるには栄養療法が必要であり、具体的には、十分量のエネルギー摂取と、良質なたんぱく質・アミノ酸（ロイシンなどの必須アミノ酸）、ビタミン D、カルシウムなどの摂取が重要です。

　一方で、栄養療法の効果を上げるには、運動療法が必要です。なぜなら、患者が安静を続けると、食事を摂取しても、摂取したたんぱく質やアミノ酸は筋蛋白の合成には利用されにくいからです。筋蛋白合成の最大の刺激因子は運動です。運動による骨格筋収縮がなければ、食事摂取エネルギーは筋蛋白としてではなく体脂肪として蓄積され、窒素は尿素に分解されてしまいます。一般に筋肉量や運動耐容能の低い患者ほど生命予後が不良です。栄養療法を行う際は、適切な運動量の確保がきわめて重要です[4]。

引用・参考文献

1) 日本肥満学会編. 肥満症診療ガイドライン 2016. 東京, ライフサイエンス出版, 2016, 152p.
2) Ignacio de Ulíbarri, J. et al. CONUT：a tool for controlling nutritional status. First validation in a hospital population. Nutr. Hosp. 20（1）, 2005, 38-45.
3) Bouillanne, O. et al. Geriatric Nutritional Risk Index：a new index for evaluating at-risk elderly medical patients. Am. J. Clin. Nutr. 82（4）, 2005, 777-83.
4) 上月正博. 透析患者の栄養治療としてのリハビリテーション・運動療法. 栄養 - 評価と治療. 25（4）, 2008, 361-6.

第3章 リハビリを安全に行うための評価

5 身体機能・運動負荷試験（第5ステップ）

身体機能・運動負荷試験の目的

　第3ステップまでの評価でフレイルや心血管疾患、糖尿病が疑われる場合、リハビリテーションを安全に行うためには、フレイルの程度、虚血性心疾患の有無や程度、糖尿病慢性合併症である末梢神経障害および自律神経障害、整形外科的疾患の有無などをあらかじめ評価する必要があります。

short physical performance battery（SPPB）

　SPPBは、地域高齢者を対象としたフレイルなどの身体機能のスクリーニングテストの1つであり、死亡率や施設入所の予測因子になると報告されています[1, 2]。SPPBは、バランステストと歩行テスト、いす立ち上がりテストで構成されており、短時間に安全かつ簡便に評価できるという特徴があります。時間も5～10分の短時間で終わり、基準が明確であり、臨床で使いやすい評価法といえます。

そのほかの運動負荷試験

　リハビリテーションを行う患者は高齢であることが多く、虚血性心疾患や高血圧、糖尿病、腎疾患などの疾患を合併していることが多いため、あらかじめ運動負荷試験や血液生化学検査で体力向上のための運動の適否に関して慎重に検討し、適切な運動許容範囲を決定する必要があります。とくに、**心血管疾患および呼吸器疾患を疑わせる主要徴候・症状があれば、運動負荷試験を行**

表…各種運動負荷試験の比較（文献3より改変）

	トレッドミル	エルゴメータ	マスター2階段負荷試験	6分間歩行試験
仕事量の定量	＋＋	＋＋	＋	＋
運動形式の慣れ	＋＋（高齢者ではむずかしい）	＋＋	＋（高齢者ではむずかしい）	＋＋
検査中の測定				
心電図	＋	＋	－	－
血圧	＋	＋	－	－
血液サンプル	＋	＋＋	－	－
最大運動強度	もっとも大きい	大	小	小
転倒などのリスク	大	小	大	大
多人数の検査	困難	可能	困難	可能

うのが望ましいです。一般的によく用いられる運動負荷試験を以下に示します（表）[3]。

●トレッドミル

傾斜がつけられるベルトコンベア型の運動負荷装置で、車輪に対する摩擦荷重で強度を設定します。

●エルゴメータ

抵抗の加えられる自転車で、負荷量は自転車にかかる抵抗とスピードの積であるwatt（ワット）で表されます。トレッドミルと異なり、全身運動ではなく、主として大腿四頭筋を中心とした下肢の運動に用いられます。歩行が安定しない患者でも使用できます。

●マスター2階段負荷試験

1段の高さが23cmの2段の山形の階段を用いて昇降運動を行う試験です。性別、年齢、身長、体重によって速度と昇降回数を決定し、シングル負荷テストでは1分30秒、ダブル負荷テストではシングル負荷テストの倍の回数の昇降運動を3分で行います。本試験の前後に臥位で安静心電図を記録します。

●6分間歩行試験（6-minute walk test；6MWT）

30m（20〜50m）の直線距離がとれる病棟の廊下などを利用して、6分間で

歩行できる最大距離を計測し、簡便に運動耐容能を評価する方法です。トレッドミルやエルゴメータによる運動負荷試験が不可能な症例に対して行われます。また、運動負荷装置を有さない施設などで行われます。

運動負荷試験前に行う評価

　運動負荷試験に先立ち、虚血性心疾患や骨関節疾患などの既往歴を入念に確認します。さらに、問診や理学的所見、安静時の心電図や胸部単純エックス線などの医学的な評価を行ったうえで、併存症の有無について十分な検討を行い、運動負荷試験の禁忌[4]でないことを確認することが重要です。

運動負荷試験中に行う評価

　運動負荷試験中は、心拍数、血圧、心電図、動脈血酸素飽和度（SpO_2）、自覚症状を確認し、記録します。そして、あらかじめ目標として決めた心拍数（目標心拍数）や運動量に達したら負荷を中止します（亜最大負荷）。目標心拍数は、年齢別予想最大心拍数（「220－年齢」で算出する）の70～80％、あるいは簡易計算法として「190－年齢」とすることが多いですが、何％にするかは厳密には患者の病態によって異なります。通常は負荷量の増加に伴って血圧および心拍数は増加しますが、その反応性には個人差があります。

運動負荷試験実施のポイント

　どのような運動負荷方法・様式を用いるにしても、安全性が考慮されなければならず、運動負荷中も中止基準[4]に該当しないかどうか慎重に観察する必要があります。糖尿病患者や高齢者では、運動負荷を与えた際に胸痛または胸部不快感などを伴わずに心電図異常を示す、いわゆる無痛性心筋虚血が認められやすいため、自覚症状のみに依存するような負荷は危険です。

　運動負荷試験を実施することで、どの程度の運動までであれば安全に行えるか、通常の運動療法の際にはどの程度の運動強度の運動を行うのが適当かを判

断することができ、患者への運動指導や生活指導にたいへん役立ちます。

引用・参考文献

1) Guralnik, JM. et al. A short physical performance battery assessing lower extremity function: association with self-reported disability and prediction of mortality and nursing home admission. J. Gerontol. 49 (2), 1994, M85-94.
2) National Institute on Aging. Short Physical Performance Battery (SPPB). (https://www.irp.nia.nih.gov/branches/leps/sppb/).
3) 上月正博. "フィットネス". リハビリテーションにおける評価. Ver.3. 上月正博ほか編. 東京, 医歯薬出版, 2016, 34-44.
4) 循環器病の診断と治療に関するガイドライン2011年度合同研究班報告. 心血管疾患におけるリハビリテーションに関するガイドライン (2012年改訂版). (http://www.j-circ.or.jp/guideline/pdf/JCS2012_nohara_h.pdf).

第4章

リハビリと栄養、薬の深い関係

第4章 リハビリと栄養、薬の深い関係

1 運動できる体をつくるには まず栄養補給

サルコペニアやフレイルを予防する食事とは

「リハビリテーション＝理学療法・運動療法」と思われがちですが、これは大きな間違いであり、栄養療法や薬物療法も含めた包括的リハビリテーションが理想であることを89ページ「第2章-13　効果的なプログラムは運動だけにあらず」で述べました。本章では、包括的リハビリテーションのなかでも、とくに栄養療法と薬物療法について述べたいと思います。

最近ではサルコペニアやフレイルが注目されていますが、サルコペニアやフレイルの予防・治療のためには、必要たんぱく質量と必要エネルギー量を確実に摂取することが重要です。しかし高齢者は、生理的問題（安静時基礎代謝量の減少、味覚機能の低下〈65歳以上では約40%〉、嗅覚の低下、うつなど）、社会的問題（独居、介護力に乏しい環境など）、経済的問題（低所得、貧困など）から、摂取エネルギー量が減少しやすいです[1]。その結果、高齢者ではサルコペニアやフレイルの割合が増加します[1]。フレイルは、活力の低下や身体機能の低下を誘導し、活動度や消費エネルギー量の減少、食欲低下をもたらし、さらに栄養不良状態を促進させるという「フレイル・サイクル」（図）が構築されます。したがって、サルコペニアやフレイルを予防するためには、基本的に**十分な摂取エネルギー量を確保し、良質なたんぱく質・アミノ酸（ロイシンなどの必須アミノ酸）、ビタミンD、カルシウムなどを摂取する**ことが重要です。

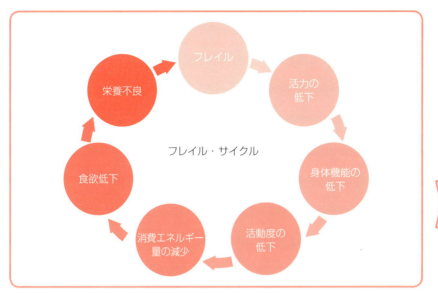

図 … フレイル・サイクル

筋蛋白の合成を高めるには栄養＋運動

　一方で、栄養が補給できるように工夫された食事を摂取しても、運動しなければ、摂取したたんぱく質やアミノ酸は筋蛋白の合成には利用されにくいことがあまり理解されていません。つまり、**筋蛋白の合成を刺激する最大の因子は運動**であり、これがなければたんぱく質やアミノ酸は筋蛋白としてではなく体脂肪として蓄積され、窒素は尿素に分解されてしまうだけで、体は脂肪でブヨブヨになってしまうのです。したがって、みなさんが高齢者や患者に対して食事指導を行う際は、適切な運動量を確保することがきわめて重要であることを伝えましょう。

引用・参考文献

1) Fahal, IH. et al. Uraemic sarcopenia：aetiology and implications. Nephrol. Dial. Transplant. 29（9）, 2014, 1655-65.

第4章 リハビリと栄養、薬の深い関係

2 腎不全患者の栄養を考えるうえで注意すべきこと

慢性腎臓病患者および透析患者のたんぱく質摂取基準

　内部障害での具体的な栄養療法は、心不全患者では食塩制限や水分制限、体重管理のためのエネルギー調整が行われます。慢性閉塞性肺疾患（chronic obstructive pulmonary disease；COPD）患者では、食事の際の息切れなどのための食欲減退、低酸素状態による栄養吸収障害、呼吸に使用するエネルギー消費量の増加などによる栄養障害を改善するための補助食品の投与やめん類を避けるなどの食形態の変更が行われます。一方、腎臓病患者の栄養療法はかなり複雑です。

　たんぱく質は、生体のエネルギー物質の1つであるとともに、筋肉の合成には必須のものです。しかし、たんぱく質の過剰摂取は、尿毒症の原因となる尿素窒素の増加や糸球体での過剰濾過につながり、腎機能低下の一因にもなるため、慢性腎臓病（chronic kidney disease；CKD）患者では腎機能低下が進行するほど摂取たんぱく質の制限が必要です（表1）[1]。摂取たんぱく質量は、CKDステージG1～G2では過剰にならないよう注意します。ステージG3aでは0.8～1.0g/kg標準体重/day、ステージG3b以降では0.6～0.8g/kg標準体重/day[1]を指導します。たんぱく質摂取を0.6～0.8g/kg標準体重/dayに制限することにより、腎代替療法（透析、腎移植）の導入が延長できる可能性があります。

　一方、透析患者では、とくにprotein-energy wasting（PEW）に代表される低栄養の問題が注目されています。そこで、低栄養の予防という観点から摂取目標値が検討され、たんぱく質は0.9～1.2g/kg標準体重/dayと、低栄養によるリスクを生じない範囲とされています（表2）[1]。

表1 … CKDステージによる食事療法基準（保存期CKD患者）（文献1より）

ステージ（GFR）	エネルギー (kcal/kgBW/day)	たんぱく質 (g/kgBW/day)	食塩 (g/day)	カリウム (mg/day)
ステージG1（GFR ≧ 90）	25〜35	過剰な摂取をしない	3 ≦ ＜ 6	制限なし
ステージG2（GFR 60〜89）	25〜35	過剰な摂取をしない	3 ≦ ＜ 6	制限なし
ステージG3a（GFR 45〜59）	25〜35	0.8〜1.0	3 ≦ ＜ 6	制限なし
ステージG3b（GFR 30〜44）	25〜35	0.6〜0.8	3 ≦ ＜ 6	≦ 2,000
ステージG4（GFR 15〜29）	25〜35	0.6〜0.8	3 ≦ ＜ 6	≦ 1,500
ステージG5（GFR ＜ 15）	25〜35	0.6〜0.8	3 ≦ ＜ 6	≦ 1,500
G5D（透析療法中）		別表		

注）エネルギーや栄養素は、適正な量を設定するために、合併する疾患（糖尿病、肥満など）のガイドラインなどを参照して病態に応じて調整する。性別、年齢、身体活動度などにより異なる。
注）体重は基本的に標準体重（BMI = 22）を用いる。

表2 … CKDステージによる食事療法基準（透析患者）（文献1より）

ステージ G5D	エネルギー (kcal/kgBW/day)	たんぱく質 (g/kgBW/day)	食塩 (g/day)	水分	カリウム (mg/day)	リン (mg/day)
血液透析（週3回）	30〜35 [注1,2]	0.9〜1.2 [注1]	＜ 6 [注3]	できるだけ少なく	≦ 2,000	≦たんぱく質(g) × 15
腹膜透析	30〜35 [注1,2,4]	0.9〜1.2 [注1]	PD除水量(L) × 7.5 ＋ 尿量(L) × 5	PD除水量 ＋ 尿量	制限なし [注5]	≦たんぱく質(g) × 15

注1）体重は基本的に標準体重（BMI = 22）を用いる。
注2）性別、年齢、合併症、身体活動度により異なる。
注3）尿量、身体活動度、体格、栄養状態、透析間体重増加を考慮して適宜調整する。
注4）腹膜吸収ブドウ糖からのエネルギー分を差し引く。
注5）高カリウム血症を認める場合には血液透析同様に制限する。

保存期慢性腎臓病患者の食事管理の注意点

　とくに高齢者は、腎機能障害を有する場合が多く、保存期CKDで腎機能低下予防のためにたんぱく質の摂取を制限することで、サルコペニアやフレイルをいっそう招きやすくなります。保存期CKD患者でまず重要なことは、**たんぱく質の摂取制限よりも摂取エネルギーの確保**です。摂取エネルギーが不足すると、体内のたんぱく質が分解されエネルギー源になり（異化作用）、体内の尿素窒素が増えるため、たんぱく質を多く摂取したことと同じ状態になり、保存期CKD患者ではたんぱく質を制限する意味がなくなってしまいます。

　たんぱく質は、ごはんやパン、いも類、野菜、くだものにも含まれています。しかし、低たんぱく質の食事はあまりおいしくないため、患者は食欲が落ちてしまい、摂取エネルギー量が減りがちです。最近では、たんぱく質調整ごはん・パン・もち、でんぷん加工製品など、低たんぱく質に調整しても味を落とさない治療用特殊食品が多数市販されているため、それらを積極的に利用することで、たんぱく質制限をしても生活の質が下がらないように工夫できます。CKD患者でも食事の楽しみが確保できるよう、このような食品を勧めてみるのもよいでしょう。

腎不全患者でも栄養＋運動を勧めよう

　ただ、CKD患者では困ったことがあります。そもそもCKD患者では、栄養治療として工夫された食事を摂取しても、摂取したたんぱく質やアミノ酸は筋蛋白の合成には利用されにくく、骨格筋減少が起こりやすいのです。なぜなら、CKD患者では、身体活動量の低下（運動不足）に加えて、尿毒症物質の蓄積やアシドーシスが炎症性サイトカインの増加やインスリン抵抗性などを招き、それらが直接的あるいは間接的に骨格筋減少にはたらくからです。透析患者の場合はさらに困ったことに、透析による栄養素の喪失の影響も加わり、エネルギー不足となりやすいです。その結果、筋蛋白の崩壊が起こり、異化亢進状態となります[2]。

腎不全患者（CKD 患者、透析患者）の場合も、筋蛋白合成の最大の刺激因子は運動であり、これがなければ摂取エネルギー分は筋蛋白としてではなく体脂肪として蓄積され、窒素は尿素に分解されてしまうだけで、体はブヨブヨになってしまいます。したがって、CKD 患者でも透析患者でも、高齢者と同様に、食事指導を行う際は、適切な運動量を確保することがきわめて重要であることを伝えましょう。

引用・参考文献

1) 日本腎臓学会編. 慢性腎臓病に対する食事療法基準. 2014 年版. 東京，東京医学社, 2014, 48p.
2) Fahal, IH. et al. Uraemic sarcopenia：aetiology and implications. Nephrol. Dial. Transplant. 29（9），2014, 1655-65.

第4章 リハビリと栄養、薬の深い関係
3 食事記録の理想と現実

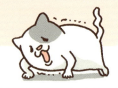

食事記録はなぜ必要か

「第4章-1 運動できる体をつくるにはまず栄養補給」および「第4章-2 腎不全患者の栄養を考えるうえで注意すべきこと」で述べたように、運動と栄養はいわば車の両輪です。**運動療法と食事療法のそれぞれの効果を上げるために、互いのコントロールは欠かせません**。摂取エネルギーが不足していると、運動療法を行っても運動効率が上がらず、慢性腎臓病患者のように食事管理が必要な場合は食事療法の効果も十分に認められません。また、摂取エネルギーが過剰だと、運動療法を行っても減量効果は上がらず、血糖改善作用や降圧作用などの多くの運動療法の効果が得られなくなってしまいます。したがって、運動療法を行う際には食事療法をきちんと行うことが必要であり、そのためには食事記録を正しく行うことが重要です。

食事記録の落とし穴

● **自分の食べた量を実際より少なく考えてしまう**

ところが困ったことに、食事記録の理想と現実にはかなり隔たりがあります。このことについて、くわしく説明しましょう。

みなさんは、摂取した食事の記録を患者にどのように行ってもらっているでしょうか。もっとも基本的なものは、1日に食べたものの種類（料理名、材料名）と量（重量、容量）を記録してもらうことであり、「食事記録法」と呼ばれます。しかし、外食した場合に食事内容を記録する際、その場で料理を食材にばらして1つずつ測るわけにはいきません。目についた食材の名前をメモする程度が

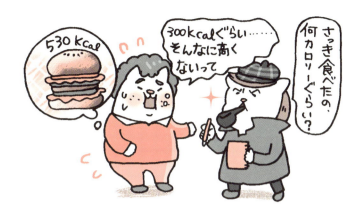

精いっぱいでしょう。重さは後から想像するしかありません。このようなとき、人は正確に食事内容を思い出せるでしょうか[1]。

　ここからは佐々木敏先生（東京大学）の著書[1]の引用です。米国の大手ファストフード店へ行き、食事が終わったばかりの人をつかまえて、「あなたが注文したものは何カロリーあったと思いますか？」と尋ね、注文したメニューの実際のエネルギー量と本人が答えたエネルギー量とを比べました[2]。その結果、推定されたエネルギー量の平均値は533kcalであるのに対し、実際の平均値は784kcalで、推定量は3割以上も少なくなっていました。すなわち、多くの人が自分が食べた量をかなり少なめに答えていたのです。しかも、注文したメニューのエネルギー量が多いほど、実際のエネルギー量よりも少なく答えていました。少なく答えてしまう気持ちは何となくわかりますね……。

　「でも、その結果はたまたまだったのでは？」と思う読者もおられるかもしれません。それでは、日本人を対象とした研究を紹介しましょう。

●太った人ほど自分の食べた量を実際より少なく考えてしまう

　50〜76歳の日本人98人に、16日間にわたって食事記録をつけてもらった報告があります[3]。この研究では、98人に食事記録をつけてもらう一方で、性別と年齢、体重から、じっとしているときに消費するエネルギー量である基礎代謝量を推定しました。普通の生活をしている人では、基礎代謝量の1.75倍程度が、生活活動で消費する分も含めた必要エネルギー量に近いと考えられて

います。したがって、食事記録法で得られたエネルギー摂取量（EI）を基礎代謝量（BMR）で割り、その数字が1.75よりも低いと過小申告ありと判断します[1,3]。調査の結果、EI/BMRは、痩せぎみ男性で1.80、痩せぎみ女性で1.62であるのに対し、太りぎみ男性では1.49、太りぎみ女性では1.43であり、太りぎみの人の過小申告の程度が大きくなっていました。「太めの人は、自分が食べているものをかなり少なく考えている」。これは世界中で観察されている普遍的な事実というわけです。気持ちはよくわかりますね……。

●菓子類や副菜の量を実際より少なめに考えてしまう

最後はフィンランドの研究です。この研究では、地域リハビリテーションセンターに入所していた15～57歳の140人の食事を1日観察し、翌日に、昨日何を食べたかを尋ねました[4]。一定量（20g）以上食べられていた食品について、実際の重量と思い出した重量との違いを見ました。すると、じゃがいもなど多めに思い出された食品もありましたが、ケーキ、ビスケット、デザートや、調理した野菜などがかなり少なめに思い出されていたのです[4]。菓子類や調理をした野菜などは、主菜となる肉や魚の陰に隠れてしまい、記憶にとどまりにくいのではないかと考えられます[1,4]。これも、気持ちはとてもよくわかりますね……。

以上の研究より、どうやら大食いの人ほど食べた量を実際よりずいぶん少なく感じ、肥満傾向が強い人ほど食べたものをたくさん忘れ、都合の悪い食べ物は無意識に食べなかったことにする傾向があるようです。このことを踏まえて、患者の「食行動」を改めて観察してみてはいかがでしょうか。

引用・参考文献

1) 佐々木敏. 佐々木敏の栄養データはこう読む！：疫学研究から読み解く ぶれない食べ方. 東京, 女子栄養大学出版部, 2015, 320p.
2) Wansink, B. et al. Meal size, not body size, explains errors in estimating the calorie content of meals. Ann. Intern. Med. 145（5）, 2006, 326-32.
3) Okubo, H. et al. The influence of age and body mass index on relative accuracy of energy intake among Japanese adults. Public Health Nutr. 9（5）, 2006, 651-7.
4) Karvetti, RL. et al. Validity of the 24-hour dietary recall. J. Am. Diet Assoc. 85（11）, 1985, 1437-42.

第4章 リハビリと栄養、薬の深い関係

4 糖質制限ダイエットはどこまで本当？

糖質を減らすと体重は本当に減るのか

　昨今、糖質制限ダイエットが人気です。糖質とは、食物繊維以外の炭水化物の総称です。エネルギー源となる栄養素は、糖質、脂質、たんぱく質の3種類だけですから、ほかの栄養素を変えずに、糖質だけを制限すれば確実に体重は減ります[1]。その分、摂取エネルギー量が減るわけですから、当たり前の話ですね。問題は、糖質を減らした分のエネルギーを脂質やたんぱく質で摂取したときにも体重は減るか、ということです。

　糖質制限ダイエットは海外でも注目されており、無作為割付比較試験も行われています[2]。この試験では、肥満成人を低糖質食群と現時点で健康的と考えられている食事をとる（対照食）群とに無作為に分け、体重の変化を比べました。その結果、全体の平均値の差は1kg未満でした。つまり、**糖質制限の有無は体重の変化にほとんど無関係**だったわけです[1,2]。つまり、糖質を減らすか否かは、ダイエットの本質とはいえないようです。あくまで総摂取エネルギー量を減らすことこそがダイエットの本質であるのです。

健康的な生活習慣を意識することが効果を生む

　むしろこの研究では、対照食群でも体重が減っていることに注目すべきです。人は、体によい（と本人が信じている）ことを1つ始めると、体によいとわかっているほかのことも自発的に始める傾向があるようです[1]。その典型例が、「体重計にのるだけダイエット」や「食事の記録をするだけダイエット」でしょう。のるだけで痩せる魔法の体重計や書くだけで痩せる食事記録ノートはありませ

125

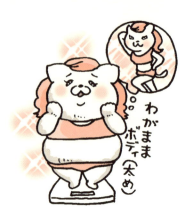

ん。自分の体重や食事内容を毎日記録して確認することで、健康的な生活習慣を自然とみずからに促すことにつながるという人間の習性を利用しているわけです。前述の研究の対照食群の人たちも低糖質食群の人たちも、同じようにひそかに体重計にのっていたのかもしれません。**人をやる気にさせることの重要性**を確認できたともいえるのではないでしょうか。

引用・参考文献

1) 佐々木敏. 佐々木敏の栄養データはこう読む！：疫学研究から読み解く ぶれない食べ方. 東京, 女子栄養大学出版部, 2015, 320p.
2) Naude, CE. et al. Low carbohydrate versus isoenergetic balanced diets for reducing weight and cardiovascclar risk：a systematic review and meta-analysis. PLoS One. 9 (7), 2014, el00652.

第4章 リハビリと栄養、薬の深い関係

5 栄養や運動に関する研究のハードル

食事療法に関する研究は無作為化ができない

　薬の研究は、通常、薬を投与する群と偽薬（薬とみかけだけを同じにした偽物）を投与する群（対照群）に無作為に分けて効果を比較すれば、比較的簡単に結果が出ます。このような研究方法を無作為化比較試験と呼びます。どちらの群に入っているかを被験者に知らせず、わからないようにして行う方法です。薬の場合、見た目も味も同じ偽薬をつくることは簡単ですから、このような試験が成立します。

　では、食事療法に関する研究の場合はどうでしょうか。食事療法に関する研究では、薬の研究と同じようにはいきません。偽の食事をつくるのはそう簡単ではないからです。食事療法の研究では、ほとんどの場合、どちらの群かが被験者にばれてしまいます。もしも自分の好みではないほうの食事の群に入れられたことを被験者が知ってしまえば、被験者はやる気をなくすおそれもあります。たとえば、糖質制限ダイエットに興味をもっている人たちを低糖質食群と普通食群に分ければ、普通食群でこの問題が起こるでしょう[1]。その場合、食事の差ではなくて、**やる気の差を見ているにすぎなくなります**。このように、食事療法に関する研究は薬の研究よりも実施することがむずかしいのです。

結果がコンプライアンスに左右される

　さらに、やる気があっても食事の指示がどの程度きちんと守られるか、という問題があります。オーストラリアからのとてもおもしろい報告があります[2]。肥満傾向のある成人113人を、何も指示しない（自由食）群と低糖質食群、低

脂質食群、高不飽和脂肪酸食群の4つの群に無作為に分け、1年半にわたって指示どおりの食事をとるよう指示しました[2]。自由食群以外の人たちには、研究開始時に食事計画書とレシピ、カギになる食品が配られました。そして、被験者は3ヵ月ごとに3日間ずつ食事を記録するよう指示されました。すると、研究開始半年後には、いずれの群も平均的な食べかたにずいぶん近づいていたのです！これでは、研究結果を素直に受け取ることはむずかしいですね。この結果から、**きちんと当初の指示を守っていたかどうか、つまりコンプライアンスはどうだったかを確かめることが重要**であることがよくわかります。このように、食事療法に関する研究は、研究そのものがむずかしいだけでなく、その結果の解釈にも細心の注意と高度な解釈能力が求められます。

コンプライアンスの点でも、食事療法に関する研究は薬の研究よりもむずかしいです。じつは、これは運動療法の研究でも同じです。慢性心不全患者を何も指示しない（自由行動）群と運動療法群の2つに無作為に分け、1年間にわたって指示どおりの生活をするよう指示しても、運動療法群はだんだんと運動量が減ってしまい、両群ともに平均的な運動量にずいぶん近づいたという報告があります[3]。しかし、それでも、運動療法の研究はこれまで述べてきたようにたくさんの成果が出ています。食事療法の研究者もめげずに何とかがんばっていってほしいものです。

引用・参考文献

1) 佐々木敏. 佐々木敏の栄養データはこう読む！：疫学研究から読み解く ぶれない食べ方. 東京，女子栄養大学出版部，2015，320p.
2) Lim, SS. et al. Long-term eftects of a low carbohydrate, low fat or high unsaturated fat diet compared to a no-intervention control. Nutr. Metab. Cardiovasc. Dis. 20 (8), 2010, 599-607.
3) O'Connor, CM. et al. Efficacy and safety of exercise training in patients with chronic heart failure：HF-ACTION randomized controlled trial. JAMA. 301 (14), 2009, 1439-50.

第4章 リハビリと栄養、薬の深い関係

6 リハビリで寿命を延ばす・薬を減らす

寿命を延ばことのできる薬はほんのわずか

　この世の中には数えきれないほどの薬がありますが、そのなかに寿命を延ばす薬はあるでしょうか？　答えはもちろんイエスです。寿命が延びる薬は確かにあります。ただし、残念なことにその種類はきわめてわずかです。

　寿命を延ばすことがあきらかになっているのは、降圧薬、脂質異常症治療薬、アスピリン程度です。これらに加えて、がんの治療薬も、がんの種類や個人差にもよりますが、数ヵ月～数年寿命を延ばすものが出てきました。残りの薬は、ほとんどが症状を改善するものであり、寿命延長の効果はあきらかになっていません。むしろ、ある種の消炎鎮痛薬のように、症状は改善しても副作用によって寿命が短くなる場合（使用量や個人差にもよりますが）もあることを知っておいたほうがよいでしょう。

リハビリテーションは寿命を延ばす効果的な薬

　それでは、リハビリテーションはどうでしょうか。リハビリテーションの中心的役割の1つを果たしている運動療法は、ポリピル（poly-pill；複数の異なる薬剤を配合した配合薬）ともいわれ、複数の作用機序をもつ薬と同等の主作用、すなわち寿命を延ばす薬であるといえます。

　さらに、リハビリテーションで薬を減らすこともできます。ここで、リハビリテーションの効果を復習してみましょう。リハビリテーションの効果としては、体の動きをよくする、痛みをとる、血圧を下げる、血糖値を下げる、脂質異常症を改善する、脂肪性肝疾患を改善する、体重を減らす、息切れを減らす、

よく眠れるようにする、そして寿命を延ばす……と、たくさんの効果があります。すなわち、リハビリテーションを実施することで減らすことのできる薬は、消炎鎮痛薬、降圧薬、血糖降下薬、脂質異常症改善薬、睡眠薬など、非常に多くあることは、ここまで読んでくださった読者のみなさんならおわかりでしょう。

　また、リハビリテーションによって合併症の発症を予防したり寿命を延ばしたりすることで、心不全治療薬や抗生物質、在宅酸素、透析医療費、入院医療費、介護費用なども減らすことができ、勤労収入が上がり、よいことずくめです。何度もくり返しますが、リハビリテーションを、みすみすリハビリテーション科医やリハビリテーションスタッフの専売特許にするのはもったいないです。ぜひみなさん自身が、すばらしいリハビリテーションの効果を実現させる担い手となって、患者やその家族を喜ばせてあげてください。

第5章

リハビリ実践のための基本知識

第5章 リハビリ実践のための基本知識

1 拘縮・筋萎縮予防

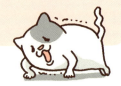

早期に始めるのが効果的

　リハビリテーションは、なるべく早期から行うほうが廃用症候群や合併症の予防、入院期間の短縮、日常生活動作（activities of daily living；ADL）自立度の向上、社会復帰率の向上、施設入所率の低下、死亡率の低下に効果的です[1]。発病後、状態が安定した2～3日後から、病棟のベッド上でリハビリテーションを始めます。早期リハビリテーションは、**①よい姿勢の保持、②少なくとも2時間ごとの体位変換、③少なくとも1日2回、1回につき3～5回の全身の関節可動域運動**からなります[1]。

拘縮予防

　心臓や肺の疾患による息切れなどの内部障害で入院した場合でも、安静が長引くと廃用症候群になり、足首や肩が硬くなって（拘縮）、歩いたり服を着たりするのがさらに困難になります。そこで、拘縮を予防することが大切です。患者自身で拘縮予防のリハビリテーションを行うことに無理がある場合は、通常、理学療法士や看護師などにより患者の体を動かす受動的訓練を行います。たとえ患者に意識障害がある場合でも行いましょう。このような訓練をしないと、関節の拘縮や床ずれを容易に起こしてしまうからです。関節が拘縮すると、たとえその後に全身状態が改善したとしても、手足の関節が異常な角度でゆがんでいるため、立ったり歩いたり、スプーンを口まで運んだり、字を書いたりすることができません。また、床ずれがあると、局所の感染症や敗血症などの危険な合併症をひき起こします。

拘縮予防の基本原則は、**①適正肢位の保持、②十分な伸張訓練と可動域訓練、③拮抗筋の筋力強化**です[2]。ベッド上ではクッションや足底板、ハンドロール、大転子ロールなどを用いて、適正肢位を保ちます。関節の固定を必要とする病的状態以外では、許容される範囲で自動的あるいは他動的に、各関節を全可動域にわたって動かす運動を、最低3回を1セットとして1日2回行います。

一方、拘縮治療の基本原則は、**十分な伸張訓練と関節可動域訓練**です。この場合、局所に温熱を加えて関節包や靱帯、筋などの軟部組織の伸張性を改善した後に、関節の伸展運動を20〜30分間行う方法がとられることが多いです。また、急激に強い力で伸張するよりも、患者が痛みを訴えない範囲の中等度の力で持続的な伸張を行うほうが効果的です。

関節可動域訓練は、施設内に理学療法士が十分いるなら、理学療法士に頼みましょう。ただし、理学療法士がいない場合も、医師と看護師で手分けすれば十分にできるはずです。患者が拘縮を来した場合、それは医療スタッフの責任であるということを認識し、拘縮を起こさないよう医療スタッフがかかわりましょう。

筋萎縮予防

前述のとおり、心臓や肺の疾患による息切れなどの内部障害で入院した場合でも、安静が長引くと廃用症候群になり、手足の筋肉が細くなり（筋萎縮）、歩くのがさらに困難になります。そこで、筋萎縮の予防も大切です。筋萎縮や筋力低下は、ベッド上で仰臥位になり下肢の等尺性運動（関節を動かさないで筋肉を収縮させる運動）を行うことによって予防可能です。一般的に、日常生活で使われる水準である最大筋力の20〜35％の筋収縮を続けることによって、筋力は維持されます。反対に、筋収縮が最大筋力の20％以下である状況が続くと、筋萎縮が生じます。したがって**筋力の増強には、最大筋力の35％以上の負荷をかけて筋収縮を行う**ことが必要というわけです。

また、最大筋力を発揮させるような訓練では速筋（TypeⅡ）線維の改善が、最大筋力下での持続的な訓練では遅筋（TypeⅠ）線維の改善がみられます。具体的には、最大筋力での等尺性運動を6〜10秒続ける訓練を1日に数回行

うと、1週間後には筋力がおよそ10％増加します。ただし、萎縮筋では、運動負荷量に対する許容範囲が狭く、訓練中に筋損傷を生じることもあるため、負荷量の増加は急がずに行うべきです[2]。

　なお、筋力増強訓練に伴う注意点がいくつかあります。まず、等尺性運動や負荷の大きな抵抗運動では、息をこらえることで胸腔内圧の上昇から血圧上昇を招くため、負荷時は息を止めずに、息を吐きながら（呼気時に）運動を行う必要があります。また、筋疲労や筋の痛みにも注意しましょう。決まった関節位置でのみ筋収縮を行うと、その効果はその関節位置でしか発揮されず全可動域には及びません。一方、筋持久力の改善には比較的長時間の持続的運動が必要であり、短時間の下肢の等尺性収縮では効果が少ないです。当該筋だけでなく、健常筋も含めた筋力強化訓練および心肺機能の向上を図ることが重要です。

引用・参考文献

1) 上月正博．変わるリハビリ：拡がる対象疾患と新しい攻めのリハビリテーション．東京，ヴァンメディカル，2006，172p．
2) 上月正博．新編 内部障害のリハビリテーション．第2版．東京，医歯薬出版，2017，512p．

第5章 リハビリ実践のための基本知識

2 自力歩行がむずかしい場合の訓練法

離床できない＝リハビリテーションの禁忌ではない

　重症の心不全や肺炎で入院し、長期間安静をしいられてきた内部障害の患者では、廃用症候群で筋力が低下し、自立歩行がむずかしいことがあります。その場合は、活動レベルに応じて表のとおりリハビリテーションを行います[1]。脳卒中片麻痺などの脳神経系の障害や運動器の大きな障害がない場合、**患者が離床できないからといってリハビリテーションをあきらめてはなりません**。

表…活動レベルに応じたADL基本動作訓練（文献1より作成）

離床できない	・ベッド上の坐位保持トレーニングを行う
坐位ができる	・ベッドから体を起こして床に足をつけた端坐位トレーニングを行う ・端坐位を保持できれば、足踏みトレーニング、坐位での筋力トレーニングを行う
立位ができる	・端坐位からの起立、立位からの端坐位を訓練する ・上記ができたら、しゃがんだ姿勢からの立位、立位からのしゃがみ込みを訓練する ・上記ができたら、あぐらや正座などの床上坐位からの立位、立位からの床上坐位を訓練する
歩行ができる	・歩行器・車いすを使用した歩行トレーニングを行う ・上記ができたら自立歩行トレーニングを行う
階段昇降ができる	・階段昇降トレーニングを行う

活動レベルに応じたリハビリテーション

　患者が離床できない場合は、まず、ベッド上の坐位保持トレーニングを行います。ベッド上で坐位が保持できれば、ベッドから体を起こして床に両足をつける端坐位トレーニングを行います。その後、医療スタッフが支えながら患者を受動的に立ち上がらせて、患者が歩行器や手すりにつかまって立位を保持できるようになれば、あとはあまり苦労せずに歩行訓練を始められます。

　呼吸リハビリテーションの場合、たいていの患者は初診時に酸素投与が必要な寝たきりの状態です。しかし、多くの患者はリハビリテーションによってスタスタ歩けるようになり、一部の患者では酸素投与の必要までなくなります。

引用・参考文献

1）　日本呼吸ケア・リハビリテーション学会ほか編．呼吸リハビリテーションマニュアル：運動療法．第2版．東京，照林社，2012，192p．

第5章 リハビリ実践のための基本知識

3 体の動かしかたの基本と「上月の腎臓体操」

体の動かしかたの基本

　リハビリテーションを行うにあたり、体の動かしかたの基本は①安定性をよくする、②接地面を広くする、③移動を楽にする、④息を吐きながら動くの4つです[1]。

●安定性をよくする

　高齢になったり廃用が進んだりすると、途端に立ったときにフラフラして安定性が悪くなります。安定性の低下の原因としては、筋力低下や感覚鈍麻、起立性低血圧など、さまざまな要因が考えられます。そのため、リハビリテーションのコツとしては、**筋力アップを図り、ゆっくりと動作を行って起立性低血圧を予防する**ことが重要です。「フラフラするから起きないで寝ている」というのは、けっして解決にはなりません。

●接地面を広くする

　片脚立ちと両脚立ちでは、どちらが姿勢の安定性は高いでしょうか。カンタン、カンタン！　両脚立ちに決まっているですって？　正解です。それでは、両脚立ちで、両脚をくっつける場合（閉脚）と、前後、左右、あるいは斜めに開く場合（開脚）とでは、どちらが姿勢は安定するでしょうか。答えは開脚のほうが姿勢が安定することはいうまでもありません。両脚を開いて、それを結ぶ輪の面積が大きいほど体は安定します。片手で物を持ったりして、両足底を結ぶ面積の中心と体の重心がずれればずれるほど、不安定性は増します。つまり、脚を大きく開いて走ったり歩いたり、重い物を片手で持つのではなく両手で分けて持ったり、リュックサックに物を入れて背中で背負ったりするほうが、安定性は高いのです。しかも、移動時の酸素消費量も開脚しているときのほうが

少ないため、心肺に負担があまりかかりません。なお、杖を用いると、体重の支持面積が広がり歩行の安定性が増します。

●移動を楽にする

物を運ぶときは、片手で重い物を持つのではなく、両手に分けて持ったり、背中で背負ったりするほうが楽であることは、前述したとおりです。さらに、階段の段差を小さくしたり浴槽の高さを低くしたりするなど家屋の改造を行うと、自宅での生活がとても楽になります。

●息を吐きながら動く

移動時は、基本的には呼吸を止めないようにします。物を持ったときや物を持って歩くときは息を止めがちですが、そうすると胸腔内圧が上昇し、血圧が上昇しやすくなります。また、呼吸器疾患患者などではすぐに息切れが起こります。呼吸器疾患患者の場合は、「息を吐きながら動く」指導がふさわしい場合があります(詳細は161ページ「第6章-2　呼吸リハビリテーション」を参照)。平地で短い距離から歩き始め、徐々に距離や歩数を増やします。目標となる歩数は、患者と医療スタッフとで相談して決めます。

準備運動「上月の腎臓体操」

リハビリテーションを行う場合、いきなり指示メニューの運動を始めるのではなく、準備運動を行うことが大切です。その際、筆者が考案した「上月の腎臓体操」(図)[2]が効果的です。これは、軽いストレッチングによる準備運動です。運動や生活全般で必要な動作に用いるさまざまな筋の腱を十分に伸ばす方法です。時間がなければ省略しても構いませんが、省略した場合は、代わりに主運動である「らくらく運動療法」(150ページ参照)を十分余裕をもって、ゆっくり行いましょう。

●かかとの上げ下ろし

両脚をそろえて立ち、その状態で両足のかかとの上げ下ろしをします。アキレス腱を伸ばす効果もあります。

●脚上げ

いすや手すりにつかまって体を支えながら、一方の脚を前や後ろ、上へ動か

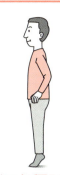
かかとの上げ下ろし
両脚をそろえて立った状態で両足のかかとの上げ下ろしをする

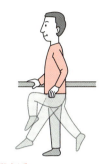
脚上げ
いすや手すりにつかまり、一方の脚を前や後ろ、上へ動かす

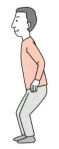
中腰までのスクワット
両手を腰に当てて脚をすこし開いたところから、軽く膝を曲げて腰を落とし、元の姿勢に戻る

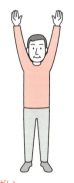
ばんざい
ばんざいをするように両腕を上げ、元に戻す

「ひなまつり」を意識して行うことがポイント！
- ひ　広い範囲で
- な　長く行う（10〜15秒間）
- ま　マイペースで
- つ　「つー」と言いながら息を止めずに
- り　リラックスしてゆっくり

図…上月の腎臓体操（文献2より作成）

します。反対の脚も同様に行います。

●中腰までのスクワット

　両手を腰に当て、脚をすこし開いて立ちます。そのまま軽く膝を曲げて腰を落とし、元の姿勢に戻ります。

●ばんざい

　ばんざいをするように両腕を上げ、元に戻します。腕は耳につくようにして上げます。

引用・参考文献

1) 上月正博. 変わるリハビリ:拡がる対象疾患と新しい攻めのリハビリテーション. 東京, ヴァンメディカル, 2006, 172p.
2) 上月正博. 透析中もできる腎臓リハビリ. きょうの健康. 2013年1月号. 2013, (NHKテレビテキスト).

第5章 リハビリ実践のための基本知識

4 麻痺のある患者の歩行補助と階段昇降

歩行補助

　糖尿病や高血圧による動脈硬化や不整脈などが原因で心筋梗塞や心不全になった内部障害の患者では、同じ原因で脳卒中にもなり、肢体不自由になることが少なくありません。このようないわゆる重複障害のために麻痺のある患者の場合、車いすを自走できるようになると、次に歩行器を用います。歩行器は、4点の脚で患者の体を支えることで接地面積が大きくなるため、杖より安定性が高いです。難点は段差を越えにくいことです。

　歩行器を用いて歩行練習を行い、麻痺側の脚の支持性や安定性がすこし出てきたら、杖を使用します。比較的安定して歩ける場合には、通常の1本杖を使用します。支持性や安定性が足りなければ、接地部分が3、4点あり安定性が高い多脚杖や、3、4本の脚がありさらに安定性の高い歩行器を用います[1]。

　杖は、体重の支持面積を広げることにより、歩行の安定性を高めるのにとても有効です。麻痺側の脚で歩くときにかかる荷重を軽くして、麻痺側の筋力の低下を補ったり痛みを防いだりもします。また、手で杖を握る位置をほぼ股関節の高さとし、下肢の前15cm、横15cmに杖を置いたときに、ひじが15〜30°程度曲がる長さが使用しやすいです。杖を用いた歩行方法として、杖→患側の脚→健側の脚の順に動かす常時2点支持歩行と、杖・患側の脚の同時→健側の脚の順に動かす2点1点交互支持歩行の2つがあります。前者では歩行速度は遅いですが安定性がよく、後者ではバランス制御を必要としますが速度は速いです。

階段昇降

　例として左半身麻痺の場合は、まず手すりを右手（健側）で持ち、上るときは手すりを右手で1段高いところに持ち替え、右脚、次に左脚を上げます。下りるときは手すりを右手で1段低いところに持ち替え、左脚、次に右脚を下ろします。杖を用いるときも順序は同じです。バランスを崩さないよう、十分に注意が必要です。

引用・参考文献

1) 上月正博. 変わるリハビリ：拡がる対象疾患と新しい攻めのリハビリテーション. 東京, ヴァンメディカル, 2006, 172p.

第5章 リハビリ実践のための基本知識

5 介助の方法

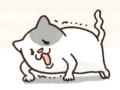

正しい介助方法を身につけよう

　リハビリテーションが必要な患者の場合、ベッドと車いすとの移乗動作に介助が必要な場合も少なくありません。その際の介助方法は、臨床現場で身につけておかなければならない基本ですので、しっかり覚えるようにしましょう。誤った方法で介助した場合、患者を転倒、打撲、ねんざ、骨折などの危険にさらすだけでなく、介助する人自身の腰痛、転倒、打撲、ねんざ、骨折などの危険も生じます。

全介助の方法

●1人で行う全介助

　全介助は、四肢麻痺や片麻痺、対麻痺のある患者の場合に必要となります。車いすからベッドへの移乗を1人で介助する場合の方法を図1[1]に示します。スタッフ（介助者）は、腰痛にならないように自分の膝を曲げて、しっかり殿部を落として行うこと、さらに、患者の膝をてこの支点にして殿部を持ち上げることがポイントです。

●2人で行う全介助

　患者の身体に拘縮がある場合、みずから座ること（坐位保持）が困難な患者の場合、体が大きい患者の場合は、医療スタッフ2人で全介助を行います。車いすからベッドへの移乗を2人で介助する場合の方法を図2[1]に示します。患者の前方の介助者Aはサポート役であり、患者の後方の介助者Bがおもな介助者となります。介助者同士であらかじめ動作確認をしておくこと、かけ声と

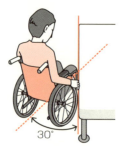
①車いすをベッドと30°の角度で接近させブレーキをかける

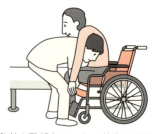
②患者の殿部をシートの前方に移動し、介助者は上体を患者の腋窩に入れ、患者の上体をもたせかける。介助者は両膝で患者の両膝を挟み込み、右手は患者の左膝関節の下に差し入れる。左手は患者の右腰部でズボン（ベルト）を握る

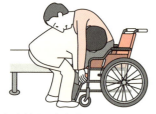
③介助者は殿部を落とし、患者の膝をてこの支点にして殿部を持ち上げる

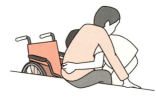
④介助者は腰を回転させ、患者の殿部をベッド上に移動させる

図1 ⋯ 1人で行う全介助（文献1より作成）

同時に動作を行うようにすることがポイントです。

部分介助の方法

片麻痺や対麻痺の患者では、全介助ではなく部分介助で対応可能なこともあります。部分介助は、医療スタッフ1人で行えます。左片麻痺患者の車いすからベッドへの移乗を部分的に介助する場合の方法を図3[1]に示します。

車いすからベッドへ移乗する場合は、移乗が行いやすいように、健側がベッド側になるように患者の体を近づけます。スタッフ（介助者）

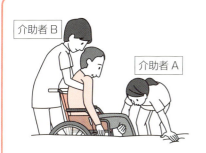

①車いすをベッドと平行に接近させブレーキをかける。介助者Aは右手を患者の両膝関節の下に入れる

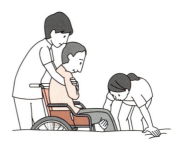

②患者には両上肢を組ませ、介助者Bは上肢を患者の腋窩から差し入れ、患者の組んだ前腕部を握る

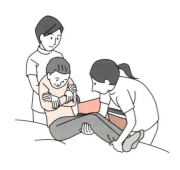

③かけ声に合わせ介助者Bは患者の上肢を持ち上げ、介助者Aは患者の両下肢を抱えるようにベッド上に移動させる

図2 ⋯ 2人で行う全介助（文献1より作成）

は、腰痛にならないように自分の膝を曲げてしっかり殿部を落として行うこと、さらに、患者の健側の膝をてこの支点にして殿部を持ち上げることがポイントです。なお、ベッドから車いすへ移乗する場合は、移乗が行いやすいように、健側に車いすを近づけます。

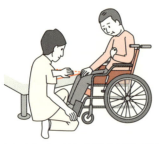

①車いすをベッドと30°の角度で接近させブレーキをかける。片麻痺では健側下肢、対麻痺では筋力が強いほうの下肢がベッド側にくるように設定する

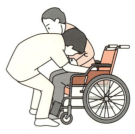

②患者の殿部をシートの前方に移動する。片麻痺では麻痺側の膝、対麻痺では患者の両膝を介助者の両膝で挟み込み、両上肢を使って患者の腰背部でズボン（ベルト）を握る

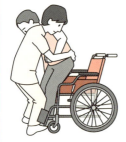

③患者にはアームレストを持たせ、患者が前かがみになるよう介助者は殿部を落とし、患者の膝をてこの支点にして立ち上がらせる

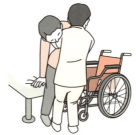

④介助者は患者の殿部を抱えたまま、患者には右手をベッド側へ置き換えさせ、右脚を前へ踏み出させる

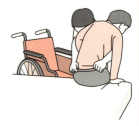

⑤介助者は患者の膝をてこの支点にして、腰を回転させ患者の殿部をベッド上に移動させる

図3…左片麻痺患者に対して行う部分介助（文献1より作成）

引用・参考文献

1) 上月正博．一般内科医のためのそうだったんだ！リハビリテーション．東京，文光堂，2016, 246p.

第5章 リハビリ実践のための基本知識

6 家屋の改造

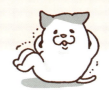

リハビリテーションを支える家屋の改造方法

　患者が退院してからも自宅で安心・安全にリハビリテーションを継続していくためには、自宅の環境を整える必要があります。以下に、リハビリテーションを行いやすくするための家屋の改造方法を紹介します。

●ベッド

　ベッドを利用して楽に立ち上がったり移乗したりすることで、寝たきり予防や自立促進、介護者の負担軽減を図ることができます。一般的なベッドは、幅1m、長さ2mほどあるため、設置には広いスペースが必要となります。さらに、ポータブルトイレや車いすの入る場所が必要となることもあります。ベッドは、電動ベッドにするか手動ベッドにするか、背上げ機能や脚上げ機能、高さ調節機能のついたものにするか、また、購入するかレンタルするかなどを検討します。ベッドから車いす、ポータブルトイレへの移乗がうまくできない患者の場合には、移動用バーを取りつけるとよいでしょう[1]。

●ポータブルトイレ

　ポータブルトイレは、歩行ができる患者でも広く利用されています。それは、日中はトイレで自立排泄ができても、夜間は部屋が薄暗かったり、寝ぼけていて不注意だったり、睡眠薬の影響で体がふらついたりして、トイレに歩いて行くのが危険であり、ベッド横にポータブルトイレを置くことが多いためです。とくに夜間の排尿回数の多い高齢者では、排泄のたびにトイレまで行くと、熟眠時間が減って翌日の活動に差し支えることもあります。

　ポータブルトイレは、便座が低いと立ち上がるのがむずかしいため、便座を高くしたい場合は「補高便座」を置くとよいでしょう。ポータブルトイレは、

軽いほうが運ぶには便利ですが、移乗時に便座が動きやすく、しりもちをつく危険性が増すことも念頭に置いて、安全性や使いやすさなどを確認して選ぶようにします。

●トイレ

トイレは、寝室から遠くならないようにして、必要に応じて途中の廊下とトイレ内に手すりをつけます。内向きのドアだと、万一患者がトイレ内で意識を失ってドアにもたれかかるようにして倒れた場合、助けることが困難です。したがって、できればスライド式のドアが望ましいです。車いすをトイレの中に入れたり、すぐ近くまで移動させたりできるように、広いスペースを確保しましょう。また、トイレ内に暖房機を取りつければ、排便時の血圧上昇が軽度ですみます。

●浴　室

浴室に関しては、脱衣室に脱衣のためにいすを置き、壁に手すりをつけたり、浴室に車いすを入れられるように入り口のドアを3枚引き戸にしたり、浴室そのもののスペースを広くしたりします。また、転倒を予防するために浴槽に滑り止めマットを敷くとよいでしょう。患者が浴槽をまたぐのが困難な場合には、浴槽の縁と同じ高さの移乗台を置くと便利です。

●廊　下

家の中を車いすで移動するためには、廊下を広くして、ところどころに車いすが回転できるスペースを設ける必要があります。部屋から廊下への段差が2cm以上あると、車いすで越えるのはむずかしいです。バリアフリー住宅では、段差をなくしたり廊下を広くとったりするなど、さまざまな工夫がなされています。家庭内エレベーターも売れているようです[1]。

障害の程度を把握して家屋の改造を

以上のような家屋の改造を行うほかに、バリアフリー住宅を建てることも意義深いです。しかし、家屋の改造を行ったりバリアフリー住宅を新築したりすると、費用がかかります。そのうえ、狭い敷地内にスロープや廊下、トイレのスペースを広々ととった結果、部屋が狭くなってしまったら、今度は健常者が

住むにはかえって不便なこともあります。その点、リハビリテーションによって障害の程度が十分に改善すれば、当面は手すりの設置を行うだけで自宅での日常生活動作（activities of daily living；ADL）は十分行えるため、家屋の大改造が不要であることも少なくありません。したがって医療スタッフは、患者の家族に自宅の写真や図面を準備してもらい、患者の障害の程度を考えて予後予測をしながら、どの程度家屋を改造するかを患者・家族とともに検討するようなかかわりが求められます。

引用・参考文献

1) 上月正博. 変わるリハビリ：拡がる対象疾患と新しい攻めのリハビリテーション. 東京, ヴァンメディカル, 2006, 172p.

第5章 リハビリ実践のための基本知識
7 寿命を延ばす5つの「らくらく運動療法」

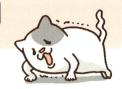

「らくらく運動療法」とは

「らくらく運動療法」とは、ウォーキングやジョギングなどの持久力運動です[1]。これらの運動では、心拍数や呼吸をしばらくのあいだ増大させますが、息切れしない速度のものであれば有酸素運動となり、息切れするあたりからは無酸素運動が多くなります。有酸素運動では、**心臓・肺・血液・筋肉の機能が改善し、疾患を予防したり疾患の進行を遅らせたりして寿命を延ばす**ことができます。

ところで、散歩とウォーキング、ジョギングはどう違うのでしょうか。いずれも似ていますが、散歩が比較的のんびりしたものであるのに対し、ウォーキングは小走りに近い積極的な歩行といえます[2]。一方、ジョギングは、ウォーキングよりもすこし運動強度が強く、ゆっくり走る運動です。ウォーキングでは一歩一歩地面をていねいに確実にとらえられ、ジョギングでは滞空してピョンピョンと弾む楽しさを体感できます。

ウォーキングもジョギングも、移動距離当たりの消費エネルギーに置き換えると、どちらもほとんど同じ消費エネルギーです。しかし、ウォーキングよりジョギングのほうが着地の衝撃が大きいため、足腰への負担が大きく、足腰の弱い人ではウォーキングのほうが無難です。

運動効果を左右する FITT

運動処方の4因子は、運動の頻度（frequency；F）、運動の強度（intensity；I）、1回の運動時間と期間（time；T）、運動の種類（type；T）であり、FITT と

してまとめられます。これらは相互に関係しており、低強度の運動でも、頻度と時間を多くすれば多くの恩恵を得ることができます。したがって、1日をとおして10分程度の短時間の運動を何回かに分けて行っても、効果が得られると考えられるようになりました。

有酸素運動の効果

　有酸素運動は、健康や体力の維持・増進、疾患の予防のための運動です。なぜなら、有酸素運動では、持久力の向上や心肺機能の向上、体脂肪の減少、肥満の解消、血圧の低下、耐糖能の改善（インスリン抵抗性の改善）、HDLコレステロールの増加、血小板凝集能の低下、免疫機能の強化、寿命の延長などの多面的な効果があるからです。

　有酸素運動は、のんびりと気長にできる運動、たとえばウォーキングやジョギング、水泳、エアロビクスなど、酸素をたくさん取り入れて脂肪を燃焼させる運動です。有酸素運動では運動強度と持続時間が重要であり、**効率的に有酸素運動を進めるためには、運動強度を適切に設定することが重要**です。運動強度を設定するためには、呼気ガス分析という特殊検査を実施するのがいちばん正確でよいのですが、実際はこの検査を実施している施設は少なく、運動中の脈拍数や自覚的運動強度であるボルグ指数を目安にするのが一般的です。ボルグ指数は、運動負荷をどの程度の「つらさ」として感じているかを測定するものです。ボルグ指数11（楽である）〜13（ややつらい）あたりの、適度に息が荒くなり、汗が出る程度の強さで運動するのがよいとされています。運動強度が強すぎると、有酸素運動より無酸素運動の比率が高くなり、さまざまな運動の効用を享受できません。

　なお、運動は歯を食いしばってがんばればよいというものではありません。もうすこし具体的な数値を目安としたい場合は、運動中の心拍数が推定最大心拍数（220からその人の年齢を引いたもの）の60％程度になるような強さで運動するのが理想です。たとえば54歳の人であれば、（220 − 54）× 0.6 = 約100拍／分です。不整脈でもない限りは、心拍数と脈拍数は同じであるため、脈拍数が100拍／分程度の強さの運動を行えばよいのです。ただし、運動

をしながら脈拍を測るのはむずかしいかもしれません。その場合には、運動直後10秒以内に測定を始め、「15秒間の脈拍数×4＋10」で運動中の心拍数を推測します。最近では運動中に脈拍を測定できる腕時計も市販されており、比較的安価に入手できます。

らくらく運動療法の実際

●ウォーキング

ウォーキング（図1）[1]を始める前には、できれば簡単な準備運動（138ページ「上月の腎臓体操」を参照）を行いましょう。準備運動を行ったうえで、最初はゆっくりのペースで、まずは10分でもよいので、定期的に歩くことから始めます。慣れてきたら、時間を延ばして行います。また、短時間でよいので、できるだけ毎日行うようにします。実施時刻もだいたい決めておくほうが習慣化しやすいでしょう。

慣れてきたら、背すじを伸ばして肘を曲げ、腕を前後に大きく振り、いつもより大股に歩きます。こうすることで自然に上体が起き、かかとで着地してつま先で蹴る感覚が生まれ、見た目にも格好よくなります。

なお、ウォーキングを行う際は、ウォーキングに適した運動靴を履きましょ

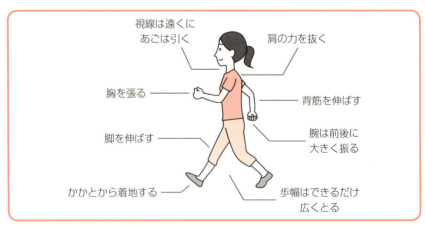

図1…ウォーキング（文献1より作成）

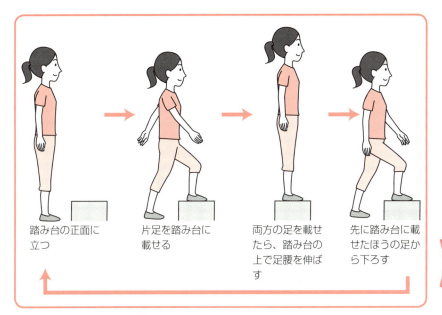

図2…ステップ運動（文献1より作成）

う。運動中の足の保護の観点から、底の弾力性の優れた靴と運動用のやや厚手の靴下との組み合わせが重要です。また、脱水に注意します。ウォーキングの前後、あるいは1時間を超えてウォーキングを続ける場合は、適宜水分をとりましょう。

ウォーキングを続ける工夫として、歩数計および記録ノートを利用するとよいでしょう。1日1万歩はよい目安になります。

●ステップ運動

ステップ運動（図2）[1]は、踏み台となるものがあれば誰にでもできる、手軽な運動です。天気の悪いときでも屋内で行うことのできる、非常に便利な運動です。踏み台は市販のものもありますし、高さが20cm程度の台となるものなら何でも構いません。たとえば、浴室に置いてある浴槽ステップや、家の階段の段差をそのまま利用してもよいでしょう。ただし、慣れないうちは10cmほどの低めの踏み台から始めたほうがよいかもしれません。

まず肩の力を抜いて、踏み台の正面に立ちます。踏み台の周囲には物を置か

ないようにします。スタートは左右どちらの足でも構いません。足を動かすごとに1回と数えます。踏み台の上に両方の足を載せたら、踏み台の上で足腰が伸びきるようにします。その後、先に踏み台に載せたほうの足から下ろします。バランスを崩さないように気をつけて行いましょう。両足を下ろしたら、次は1回目とは反対の足から先に踏み台に載せます。踏み出す足のほうが筋肉を使うため、先に踏み台に載せる足は左右交互にします。「最後に下ろした足から踏み台に載せる」と覚えおくとよいでしょう。

ステップ中の各動作では、脚をしっかり伸ばして立つことを心がけます。なお、膝がすこし痛いときは、机やいすなどにつかまって、膝の負担を減らして痛みが強くならないようにします。

●自転車エルゴメータ

自転車エルゴメータは、負荷を加えることのできる自転車です。トレッドミルのような全身運動ではなく、大腿四頭筋を中心とした下肢の運動に用いられます。テレビを観ながらや音楽を聴きながらでもできるため、「ながら運動」としても非常に便利です。

コンビエアロバイク

代表的なメーカーのものです。器械にさまざまなプログラムが内蔵されており、耳たぶで心拍数を測定しながら、安全に楽々と長生き運動療法を実践できます。

てらすエルゴⅢ

低負荷では3〜20W、高負荷では20〜70Wまでの各7段階（定量的）負荷調整ダイヤルを搭載した、ベッド上あるいは床上で使用できる運動器具です。私は、高齢者や認知症患者、透析患者などにも用いています。

●トレッドミル

トレッドミルとは、動く歩道です。傾斜がつけられるベルトコンベア型の負荷装置で、車輪に対する摩擦荷重で強度を設定します。歩行速度と傾斜を設定することで、運動負荷量を簡単に漸増することができます。また、心電図や血圧のモニタリングも行いやすく、病院や運動施設での体力測定や体力評価にもよく用いられています。1週間に180分または1日1万歩が目安です。体重60kg、歩幅70cmの人が時速4kmで10分間歩行すると、1,000歩の歩行で約

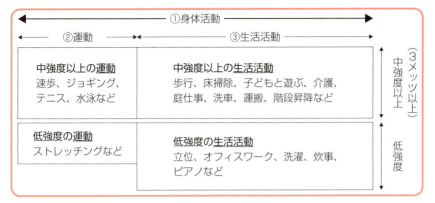

図3…身体活動（文献3より）

30kcalのエネルギー消費となります。健常者では週当たり2,000kcalあるいは1日当たり300kcal以上の運動（身体活動）が望ましいため、1日300kcalのエネルギー消費のためには1万歩を歩く必要があるというわけです。1日の歩数をすこしずつ増やして、1日1万歩を目標にしましょう。

●自宅での運動

毎日の必要身体活動量を運動のみで確保するのはたいへんです。最近では、運動のみを身体活動と考えるのではなく、日常の生活活動も身体活動の一部ととらえ、日常生活を通じて活発な身体活動を行おうという考えかたが浸透してきています（図3）[3]。

引用・参考文献

1) 上月正博.「安静」が危ない！1日で2歳も老化する！：「らくらく運動療法」が病気を防ぐ！治す！東京, さくら舎, 2015, 184p.
2) 上月正博. リハビリテーション専門医が教える健康な人も病気の人も幸せと元気をよぶ「らくらく運動」. 東京, 晩聲社, 2014, 256p.
3) 運動所要量・運動指針の策定検討会編. 健康づくりのための運動指針2006：生活習慣病予防のために＜エクササイズガイド2006＞. 東京, 厚生労働省, 2006, 46p,（http://www.mhlw.go.jp/bunya/kenkou/undou01/pdf/data.pdf）.

第6章

各種リハビリの特徴とポイント

第6章 各種リハビリの特徴とポイント
1 心臓リハビリテーション

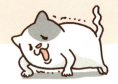

心臓リハビリテーションの種類

　心臓リハビリテーションは幅広い内容と長い期間を有する概念です。具体的には、発症（手術）当日から離床までのICUやCCUで行われる急性期心臓リハビリテーション（第Ⅰ相）、離床後に一般循環器病棟で行われる前期回復期心臓リハビリテーション（第Ⅱ相）、原則として外来・通院リハビリテーションとして行われる後期回復期心臓リハビリテーション（第Ⅱ相）、社会復帰以後に地域の運動施設などで生涯を通じて行われる維持期心臓リハビリテーション（第Ⅲ相）に分類されます[1]。急性期心臓リハビリテーションのみで終了した群に比較して、後期回復期心臓リハビリテーションまで行った群では、生命予後の改善などのめざましい効果があることが示されています。

急性期心臓リハビリテーション

　急性心筋梗塞などの診療には、急性期心臓リハビリテーションを含むクリニカルパスが用いられます[1]。このクリニカルパスでは、ベッド上安静は12～24時間以内とされ、負荷試験の判定基準（胸痛・呼吸困難・動悸などの自覚症状が出現しない、心拍数が120bpm以上にならない、危険な不整脈が出現しないなど5項目）[1]に基づいて負荷量を増やしていき、室内歩行程度の負荷試験がクリアできれば一般病棟へ転棟し、前期回復期心臓リハビリテーションに移行します[1]。なお急性期には、身体労作に伴うバルサルバ手技（息をこらえて力ませることで、胸腔内圧を上げて心拍数の低下や血圧の低下を図る手技）を避ける必要があります。この時期は合併症の予防に努め、いわゆる理学療法

を中心にリハビリテーションを行います。

前期回復期心臓リハビリテーション（入院）

　クリニカルパスの4日目ごろに200m歩行負荷試験を実施し、合格なら5～7日目以降は、運動療法の禁忌がない限り、病棟で前期回復期心臓リハビリテーションを開始します。その際、運動処方前に心肺運動負荷試験を行うのが望ましいです。通常はトレッドミルや自転車エルゴメータを用いて行い、その結果と心筋梗塞後の病態およびリスクを評価したうえで、合併症を考慮して運動処方を決定します。また、ホルター心電図で日常生活中の心筋虚血発作や不整脈の有無、心拍数反応を把握しておくことも有用です。

後期回復期心臓リハビリテーション（外来）

　退院後は、外来通院型監視下運動療法と在宅運動療法を併用します。心肺運動負荷試験および血液検査を実施し、運動耐容能および冠危険因子を評価して運動処方を決定します。第Ⅱ相後期以降は、表のいずれかの運動強度に設定します。

　運動の種類としては、大きな筋群を用いる持久的で有酸素的な律動運動（等張性運動）が望ましいです。歩行や軽いジョギング、水泳、サイクリングのほか、各種のスポーツが挙げられますが、スポーツ種目の場合には競争はさせず、

表……第Ⅱ相後期以降の運動強度

A. 心拍数予備能（＝最高心拍数－安静時心拍数）の40～60％のレベル
　　カルボーネンの式：［最高心拍数－安静時心拍数］×運動強度＋安静時心拍数で求める
　　運動強度は、通常は（合併症のない若年急性心筋梗塞患者など）0.6、高リスク例では0.4～0.5、心不全では0.3～0.5とする
B. 無酸素性代謝閾値（AT）レベルまたは最高酸素摂取量（peak VO_2）の40～60％の心拍数
C. 自覚的運動強度が「ややつらい」かその手前（ボルグ指数11～13）のレベル
D. 簡便法：安静時心拍数＋30bpm（β遮断薬投与例は安静時心拍数＋20bpm）

運動療法開始当初は急激に負担のかかる等尺性の無酸素運動を避けるなどの注意が必要です。

　心筋梗塞患者は家庭に戻った後、身体に対する不安や経済的問題、あるいは職場復帰や性的能力に対する心配などから抑うつ状態に陥ることが少なくないため、精神・心理的側面から社会生活を送るうえでの自信を獲得させることも必要です。このため、医学的評価、運動療法、禁煙教育、食事療法、冠危険因子の適切な治療、復職指導、心理的サポートといった包括的心臓リハビリテーションを行います。その後は維持期心臓リハビリテーションへ移行します。

維持期（生活期）心臓リハビリテーション

　維持期心臓リハビリテーション（第Ⅲ相）は、社会復帰以後、生涯を通じて行われるべきものであり、回復期心臓リハビリテーションで獲得した運動能力、修正した生活習慣や危険因子を調節・維持するなど、自己の健康管理対策が主となります。年齢や職業、日常生活レベルなどの個人的背景を考慮し、個々の生活レベルに合ったプログラムが遂行されます。患者が自宅で行う、あるいは心臓病専門病院や民間運動療法施設などに通って行います。

引用・参考文献

1) 循環器病の診断と治療に関するガイドライン2011年度合同研究班報告. 心血管疾患におけるリハビリテーションに関するガイドライン（2012年改訂版）. (http://www.j-circ.or.jp/guideline/pdf/JCS2012_nohara_h.pdf).

第6章 各種リハビリの特徴とポイント
2 呼吸リハビリテーション

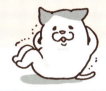

呼吸リハビリテーションでの運動療法の中止基準

呼吸リハビリテーションを実施する際は、運動療法を中止しなければならない場合もあるということに注意しなければなりません[1]。とくに慢性閉塞性肺疾患（chronic obstructive pulmonary disease；COPD）では、①胸痛、動悸、疲労、めまい、ふらつき、チアノーゼなどがある、②動脈血酸素飽和度（SpO_2）が90％未満、③年齢別最大心拍数の85％（肺性心を伴うCOPDでは65～70％）に達した場合あるいは心拍数が不変ないし減少した場合、④ボルグCR-10指数7～9の呼吸困難感がある、⑤呼吸数が毎分30回以上、⑥高度に収縮期血圧が下降したり、拡張期血圧が上昇したりした場合、のいずれか1項目でも満たした場合に、運動療法を中止する必要があります[1]。しかしこれは、息切れがすこしぐらいあっても、SpO_2が90％以上を維持していれば、運動療法は中止しなくてもよいということです。この点は、ほかの疾患別リハビリテーション、すなわち心臓大血管リハビリテーション、運動器リハビリテーション、脳血管疾患等リハビリテーションとは大きく異なります。**呼吸リハビリテーションは、ほかのリハビリテーションよりもすこし苦しいリハビリテーション**なのです。よく考えてみれば、症状（息切れ）のあるCOPDがリハビリテーションの対象（適応）となるわけですから、これは当然のことですね。

すこし苦しい運動をしばらく続ければ効果が出る

呼吸リハビリテーションを10回、すなわち週5回の訓練を2週間行うと、効果が出る人は20％ですが、もう2週間、すなわち20回、つまり週5回の訓

161

練を4週間行うと、効果が出る人は76％まで著増する[2]ことがわかっています。**呼吸リハビリテーションの効果が実感できるまでには、すこし時間がかかる**というわけです。患者にはこのことをあらかじめ十分に説明して、効果がなかなか現れなくても、途中であきらめてやめてしまうことのないように、事前に十分に納得して取り組んでもらう必要があります。患者はもちろん、リハビリテーションスタッフも、このことを十分に理解せずに、運動時にすこし息切れが多くなったところで運動を中止してしまい、結局、ほとんど歩行運動やエルゴメータ運動ができないまま、口すぼめ呼吸や腹式呼吸、胸郭可動域訓練のメニューだけでリハビリテーションが終わってしまっていることがあります[3]。すこし苦しいリハビリテーションを4週間続ければ、息切れが軽くなり、同じ距離を以前とはまったく比べものにならないほど楽に歩けるようになります。そこまで患者をリードする熱意が医療スタッフには求められます。

なお、COPDのリハビリテーションでは、**「下肢を中心とした運動療法」を行う比率をできるだけ高める**ようにしなければ、運動療法の効果はあまり期待できないということも強調したいと思います[3]。

息を吐きながら動く

●平地歩行

息を吐きながら動くことは、呼吸器障害の患者などでとくに役立つ歩行訓練です。平地で短い距離から歩き始め、徐々に距離や歩数を増やします。目標となる歩数は医療スタッフと相談して決めます。「吸って、吸って、吐いて、吐いて、吐いて、吐いて、吸って、吸って」と、歩行と腹式呼吸のリズムを合わせながら歩きます（図1）[1]。リズムが合わなくなれば休みますが、多少の息切れを感じても、SpO_2が90％未満にならないようであればあまり心配ありません。SpO_2が90％未満になるようであれば、運動時のみ酸素投与を行いましょう[1]。

ふだんの運動時は、できる限り「ややつらい」かそれよりすこし軽めの運動にし、なおかつ90％以上のSpO_2を保って運動するように酸素吸入量を調節したり、歩く速さを決めたりします。入院中は自転車エルゴメータなどを用いた

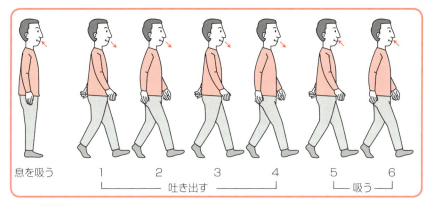

図1 … 呼吸リハビリテーションでの歩行時の呼吸法（文献1より作成）

運動も行いますが、**運動療法としておそらく歩くことがもっとも効果的**です。歩行は自然な動作ですし、口すぼめ呼吸や腹式呼吸の練習もしやすく、負荷の微調整が簡単にできるからです。ただし、疲れを翌日まで残さないように気をつけましょう。

● **階段昇降**

　階段昇降の際に息切れが出る患者では、息を吸うときには足を止めて後ろ足に体重をかけて休み、息を吐くときに階段を上ります。これをくり返します。一方、下りるときは比較的楽ですので、平地歩行の要領で呼吸をしながら歩行します。ただし、障害の程度によっては呼吸を整えるのに時間がかかる場合もあり、息を吐くときに階段を2、3段上り、安静時の呼吸に戻ったら息を吐きながらまた2、3段上るというようにしても構いません（図2）[1]。息苦しくなったときは、あまり無理をせずに休みます。休み始めてもSpO_2がさらに下がることもあるため、余裕を残して休むことが大切です。

● **物の運搬**

　日常生活で物を持ち上げたり押したりして運ぶ場合も、階段の上り下りと同様に、動作は息を吐いているあいだに行うようにします。動作後はすぐに空気中の新鮮な酸素を吸えるため好都合です。また、物を持って運ぶときは、体に引きつけてすこし体の後ろに重心をかけると、筋肉（酸素）をあまり使わずに骨や関節で支えられ、楽に運ぶことができます[1,3]。

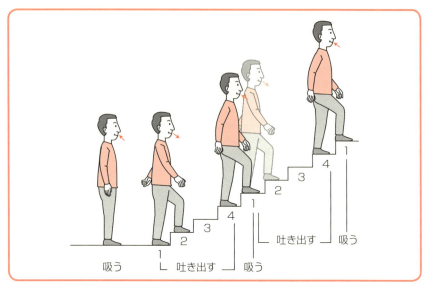

図2…階段昇降時の呼吸法(文献1より作成)

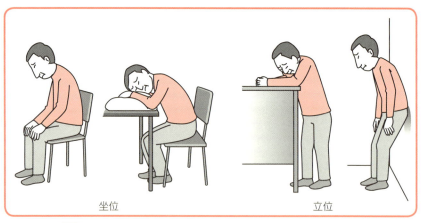

図3…急な強い息切れが起こった際の呼吸(文献1より作成)

●急な強い息切れが起こった場合の対処

　急に強い息切れが起こった際、坐位の場合は前かがみになって腕で体を支え、立位の場合は何かに寄りかかります(図3)[1)]。そして、口すぼめ呼吸と腹式

164

呼吸をして呼吸を整えます。これをパニック時の呼吸と呼び、無駄な酸素消費をなるべく抑えて早期に低酸素血症から回復できます。

引用・参考文献

1) 日本呼吸ケア・リハビリテーション学会ほか編. 呼吸リハビリテーションマニュアル：運動療法. 第2版. 東京, 照林社, 2012, 192.
2) Rossi, G. et al. Length and Clinical Effectiveness of Pulmonary Rehabilitation in Outpatients With Chronic Airway Obstruction. CHEST. 127 (1), 2005, 105-9.
3) 上月正博. 運動療法でのポイント. J. Clin. Rehabil. 18 (4), 2009, 301-8.

第6章 各種リハビリの特徴とポイント
3 腎臓リハビリテーション

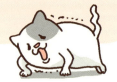

腎臓リハビリテーションで行う運動の種類

　腎臓リハビリテーションで行う運動の種類としては、有酸素運動やレジスタンストレーニング、またはそれらを組み合わせたプログラムが推奨されます。身体機能や ADL が低下している人では、バランストレーニングなどと適宜組み合わせて個別のプログラムを作成することが望ましいです（**表**）[1]。

●有酸素運動
　有酸素運動による負荷は疲労の残らない強度とし、短時間で少ない回数から実施し、心拍数や自覚症状に基づいて徐々に強度、時間、回数を増加させます。自覚的運動強度であるボルグ指数が 11（楽である）から 13（ややつらい）になるような強度の運動が推奨されます。1 回 3 〜 5 分程度の短い時間から開始し、20 〜 60 分を目標に進めるとよいでしょう。

●レジスタンストレーニング
　レジスタンストレーニングは、週 2 〜 3 日の実施を目安として、自重もしくは重錘、ゴムチューブ、ウエイトマシンなどの器具を用いた運動を処方します。

●バランストレーニング
　バランストレーニングは、身体機能の低下している患者では転倒のリスクが高くなるため、かならず固定された物につかまることができる環境で行うようにします。

表 慢性腎臓病患者に推奨される運動処方（文献 1 より作成）

頻度	有酸素運動：3〜5日／週 レジスタンストレーニング：2〜3日／週
強度	有酸素運動：中等度（酸素摂取予備能の40〜60％、ボルグ指数6〜20点〈15点法〉の11〜13点） レジスタンストレーニング：1-RM（最大1回反復重量）の70〜75％
時間	有酸素運動：持続的な有酸素運動で20〜60分／日。しかし、この時間が耐えられないのであれば3〜5分間の間歇的運動曝露で計20〜60分／日 レジスタンストレーニング：10〜15回反復で1セット。患者の耐容能と時間に応じて何セット行ってもよい。大筋群を動かすための8〜10種類の異なる運動を選ぶ 柔軟体操：健常成人と同様の内容が勧められる
種類	有酸素運動：ウォーキング、サイクリング、水泳など レジスタンストレーニング：マシンあるいはフリーウエイトを使用する
特別な配慮	血液透析患者 ・トレーニングは、非透析日に行ってよいが、透析直後に行ってはならない ・トレーニングを透析中に行うのであれば、低血圧反応を避けるために透析時間の前半に行う ・心拍数は運動強度の指標としての信頼性は低いため、自覚的運動強度（RPE）を重視する ・患者のシャントに直接体重をかけない限りは、シャント肢で運動を行ってもよい。血圧測定はシャントのない側の腕で行う 腹膜透析患者 ・持続携行式腹膜透析の患者では、腹腔内に透析液があるうちに運動を試みるかもしれないが、この結果が思わしくない場合は透析液を除去することが勧められる 移植患者 ・拒絶反応がある期間中は、運動の強度と時間は減少されるべきであるが、運動は継続して実施してよい

透析患者の運動療法の禁忌・中止基準

　透析患者の運動療法の禁忌や中止基準については、『心血管疾患におけるリハビリテーションに関するガイドライン（2012年改訂版）』[2]に示されている心不全の運動療法の絶対的禁忌と相対的禁忌を適用することが勧められます。すなわち、絶対的禁忌とは、過去1週間以内における心不全の自覚症状の増

```
これまでの慢性腎臓病（CKD）患者：運動制限

保存期 CKD 患者    →腎機能を悪化させないために安静が治療の１つ
CKD 透析患者      →透析前後は疲労が出やすく、安静にしがち

                ↓
・医療・透析技術の進歩、超高齢社会の到来（患者の超高齢化）
・運動療法のエビデンス蓄積

これからのCKD患者：運動療法

保存期 CKD 患者→ ・運動療法では腎機能は悪化しない、むしろ改善する
                ・透析移行を防止するための治療法の１つとして
                  運動療法が必要
                ・運動療法は心血管疾患の予防に有効
                ・サルコペニア・フレイル・protein-energy wasting
                  (PEW) 予防に有効
CKD 透析患者→  ・運動療法では透析効率が改善する
                ・ADL の改善、降圧薬・心不全治療費の減少のための
                  治療法の１つとして運動療法が必要
                ・運動療法は心血管疾患の予防に有効
                ・サルコペニア・フレイル・PEW 予防に有効
```

 図…運動制限から運動療法へ（文献３より）

悪、不安定狭心症または閾値の低い心筋虚血、手術適応のある重症弁膜症など８項目、相対的禁忌とは、ニューヨーク心臓協会（NYHA）分類のⅣ度または静注強心薬投与中の心不全、過去１週間以内に体重が2kg以上増加した心不全、運動により収縮期血圧が低下する例など７項目[2]です。高齢や左室駆出率の低下は必ずしも禁忌ではありません。

初回訓練時および強度再設定時には、症状や徴候の有無のみならず、血圧測定や心電図モニターによる安全確認が必要です。運動中は『心血管疾患におけるリハビリテーションに関するガイドライン（2012年改訂版）』[2]に示されている運動負荷試験の禁忌と中止基準に準じます。最近では、透析患者も保存期慢性腎臓病患者も、「運動制限から運動療法へ」と、運動療法に関する考えかたがコペルニクス的転回をみたことは有名です（図）[3]。詳細は成書を参考にしてください[1, 4]。

引用・参考文献

1) American College of Sports Medicine. ACSM's Guidelines for Exercise Testing and Prescription. 9th ed. Philadelphia, Kluwer/Lippincott Williams & Wilkins, 2014, 456p.
2) 循環器病の診断と治療に関するガイドライン2011年度合同研究班報告．心血管疾患におけるリハビリテーションに関するガイドライン（2012年改訂版）．(http://www.j-circ.or.jp/guideline/pdf/JCS2012_nohara_h.pdf).
3) 上月正博．高齢のCKD患者において、サルコペニア・フレイル・protein-energy wasting（PEW）対策をどうとるか．内科．116（6），2015，941-5．
4) 上月正博編．腎臓リハビリテーション．東京，医歯薬出版，2012，492p．

第6章 各種リハビリの特徴とポイント
4 がんリハビリテーション

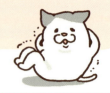

がんリハビリテーションとは

　がんリハビリテーションは、病期別に、予防的リハビリテーション、回復的リハビリテーション、維持的リハビリテーション、緩和的リハビリテーションの4つに分けられます（表1）[1]。がんサバイバーが500万人を超える現在、リハビリテーションのニーズはさらに高まっていくと予想されます。

　がんリハビリテーションのかかわりかたは、がん自体による局所・全身への影響、がん治療の有害反応、臥床や悪液質に伴う身体障害に大きく左右されます。リハビリテーションを進めるうえで、患者の全身状態やがんの進行度、がん治療の経過を把握し、リスク管理を行います。安全にリハビリテーションを行うための中止基準を表2[2]に示します。

表1 病期別がんリハビリテーションの目的（文献1より作成）

がん発見	予防的リハビリテーション	がん診断後の早期（手術、放射線療法、化学療法の前から）に開始。機能障害はまだないが、その予防を目的とする
治療開始	回復的リハビリテーション	機能障害、能力低下のある患者に対して、最大限の機能回復を図る
再発／転移	維持的リハビリテーション	腫瘍が増大し、機能障害が進行しつつある患者のセルフケア、運動能力を維持・改善することを試みる。自助具の使用、動作のコツ、拘縮や筋力低下などの廃用予防の訓練も含む
末期がん	緩和的リハビリテーション	末期のがん患者に対して、その要望を尊重しながら、身体的・精神的・社会的にもQOLの高い生活が送れるように援助する

表2 がん患者におけるリハビリテーションの中止基準（文献2より作成）

- 血液所見：ヘモグロビン 7.5g/dL 以下、血小板 50,000／μ以下、白血球 3,000／μ以下
- 骨皮質の 50％以上の浸潤、骨中心部に向かう骨びらん、大腿骨の 3cm 以上の病変などを有する長管骨の転移所見
- 有腔内臓、血管、脊髄の圧迫
- 疼痛、呼吸困難、運動制限を伴う胸膜、心嚢、腹膜、後腹膜への滲出液貯留
- 中枢神経系の機能低下、意識障害、頭蓋内圧亢進
- 低・高カリウム血症、低ナトリウム血症、低・高カルシウム血症
- 起立性低血圧、160/100mmHg 以上の高血圧
- 110 回／分以上の頻脈、心室性不整脈

各がんリハビリテーションの目的

　がんリハビリテーションのうち、周術期リハビリテーションの目的は、術前および術後早期からの介入により、術後の合併症を予防し、後遺症を最小限にして、術後のスムーズな回復を図ることです。したがって、リハビリテーションチームは術前から積極的に介入することが望まれます。その後のリハビリテーションの目的は、切迫骨折状態にある骨転移を早期に把握し、疼痛の軽減や病的骨折を避けるための基本動作・歩行訓練および日常生活動作訓練を行うことが基本となります。長管骨や骨盤の病変であれば松葉杖や歩行器などを用いた免荷歩行を指導し、頸椎や上位胸椎病変には頸椎装具、下位胸椎から腰椎の病変には胸腰椎コルセットの装着なども検討します[1]。詳細は成書に譲りますが、がんリハビリテーションの内容は、骨転移の罹患部位と治療方法、原発巣の治療経過、全身状態によって大きく異なります。

引用・参考文献

1) 辻哲也. "悪性腫瘍（がん）のリハビリテーション". 重複障害のリハビリテーション. 上月正博編. 東京, 三輪書店, 2015, 350-66.
2) Gerber, LH. et al. "Rehabilitation for patients with cancer diagnoses". Rehabilitation Medicine：Principles and Practice. 3rd ed. DeLisa, JA. et al. ed. Philadelphia, Lippincott-Raven Publishers, 1998, 1293-317.

> 第6章 各種リハビリの特徴とポイント
5 レジスタンストレーニング

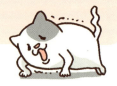

体幹・下肢の筋肉を鍛える

　内部障害患者のリハビリテーションで行う運動療法は、ウォーキングなどの有酸素運動が中心になりますが、最近は下肢や体幹の筋肉を鍛えるレジスタンストレーニングも推奨されています。これらは、フレイルやサルコペニアの予防や治療として役立つのみならず、腰痛予防・治療にも威力を発揮します。また、颯爽と歩けるようになることで、見た目にも若返ることができます。ただし、腰痛が改善しなかったり、ひどくなったりする場合は、ほかに原因があるかもしれないため、整形外科医に診察してもらいましょう[1]。

●背筋を鍛えるアームレッグクロスレイズ[1]

　1セットにつき、以下の①～⑦を5～10回くり返します。可能であれば、1日3セット行います。上級レベルでは、①で右手と左膝を床につけ、左手と右脚を浮かせた状態から②以降の動作を行います。

①両手両脚を伸ばし、腹ばいになります。
②息を吐きながら、3～5秒かけて左手と右脚をゆっくり上げます。
③その状態で1秒静止します。
④息を吸いながら、3～5秒かけて左手と右脚をゆっくり下ろします。
⑤次に、息を吐きながら、3～5秒かけて右手と左脚をゆっくり上げます。
⑥その状態で1秒静止します。
⑦息を吸いながら、3～5秒かけて右手と左脚をゆっくり下ろします。

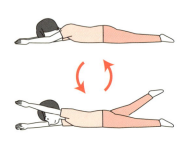

●腹筋を鍛えるレッグレイズ[1]

1セットにつき、以下の①～④を5～10回くり返します。可能であれば、1日3セット行います。上級レベルでは、①で両脚を床から浮かせ、その状態から②以降の動作を行います。

①仰向けになって、両脚をそろえて床につけます。
②息を吐きながら、3～5秒かけて両膝をゆっくり胸に引きつけます。膝はお尻がすこし浮くくらいまで引きつけます。
③その状態で1秒静止します。
④息を吸いながら、3～5秒かけて両膝をゆっくり伸ばします。

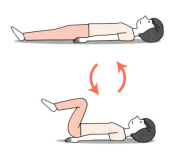

●腹筋を鍛えるニーツーチェスト[1]

1セットにつき、以下の①～⑥を5～10回くり返します。可能であれば、1日3セット行います。上級レベルでは、①で両脚を浮かせた状態からスタートし、②以降も両脚を引きつけて行います。

①両肘をすこし緩めて上半身を支え、左脚を浮かせます。
②息を吐きながら、3～5秒かけて左膝をゆっくり胸に引きつけます。
③その状態で1秒静止します。
④息を吸いながら、3～5秒かけて左膝をゆっくり伸ばします。
⑤次に、息を吐きながら、3～5秒かけて右膝をゆっくり胸に引きつけます。その状態で1秒静止します。
⑥息を吸いながら、3～5秒かけて右膝をゆっくり伸ばします。

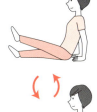

●お尻を鍛えるヒップリフト[1]

1セットにつき、次ページの①～④を5～10回くり返します。可能であれば、1日3セット行います。上級レベルでは、①で脚を組んで膝を立て、その状態から②以降の動作を行います。

①仰向けになって、両脚をそろえて膝を立てます。
②息を吐きながら、3〜5秒かけてお尻を持ち上げます。
③その状態で5〜10秒静止します。
④息を吸いながら、3〜5秒かけてお尻を戻します。

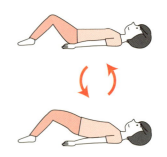

●お尻を鍛えるバックキック[1]

　1セットにつき、以下の①〜④を5〜10回くり返します。可能であれば、1日3セット行います。上級レベルでは、①で壁に手をつく代わりに床に両手両膝をつき、背筋を伸ばした状態で②以降の動作を行います。

①壁に右手をつき、姿勢を正して立ち、胸を張ります。
②息を吐きながら、3〜5秒かけて左大腿をゆっくり上げます。
③息を吸いながら、3〜5秒かけて後ろに蹴るように大腿を動かしてから元の位置に戻します。
④次に、脚を替えて行います。

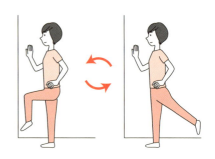

●大腿を鍛えるスクワット[1]

　1セットにつき、以下の①〜③を5〜10回くり返します。可能であれば、1日3セット行います。上級レベルでは、①でいすの背もたれに両手を添える代わりに、両手を頭の後ろで組み、背すじを伸ばした状態から②以降の動作を行います。

①肩幅よりすこし広く脚を開き、つま先はすこし外側に向けます。頑丈ないすの背もたれに両手を添えて、背すじを伸ばします。
②息を吸いながら、3〜5秒かけて膝をゆっくり曲げます。このとき膝がつま先より前に出ないようにします。
③息を吐きながら、3〜5秒かけて膝をゆっくり伸ばします。

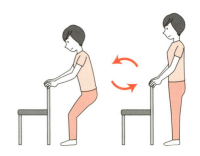

●大腿を鍛える足振りランジ[1]

　1セットにつき、以下の①～⑤を5～10回くり返します。可能であれば、1日3セット行います。上級レベルでは、③で左脚を大きく前に踏み込み、その際に右脚の膝裏を伸ばします。

①手を腰に当て、膝をすこし曲げて立ちます。
②左脚を3～5秒かけて前に振り出します。
③息を吐きながら、左脚を前に開いて踏み込み、腰を落とします。
④息を吸いながら、前に出した左脚を後ろに戻し、①の姿勢に戻ります。
⑤次に脚を替えて行います。

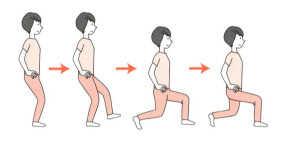

ふくらはぎ・お尻・大腿の筋肉を鍛える

　20ページでも述べたように、歩く能力は、60歳を超えるころから急激に低下します。パタパタと歩くリズム（1分間の歩数）はあまり変わりませんが、歩幅がぐんと狭くなり、その結果、歩行速度がガクンと落ちてしまいます。颯爽と歩くには、ふくらはぎ、お尻、大腿の筋肉のレジスタンストレーニングがもっとも効果的です。前述の「お尻を鍛えるヒップリフト」「お尻を鍛えるバックキック」「大腿を鍛えるスクワット」「大腿を鍛える足振りランジ」および「カーフレイズ」「フロントランジ」（178ページ参照）を行うとよいでしょう。これらの運動によってふくらはぎ、お尻、大腿の筋肉を鍛えることで、歩幅がやや広めの颯爽とした歩きかたができます。

引用・参考文献

1) 上月正博.「安静」が危ない！1日で2歳も老化する！：「らくらく運動療法」が病気を防ぐ！治す！東京，さくら舎，2015，184p.

第6章 各種リハビリの特徴とポイント
6 ロコトレとロコトレプラス

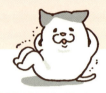

運動器と移動機能の維持のために

　ロコモティブシンドローム（ロコモ）は2007年に日本整形外科学会が提唱した概念で、「運動器の障害によって移動機能が低下した状態」です。運動器とは、骨、関節、骨格筋を指します。ロコモの評価として、日本整形外科学会はロコモ度テストを提案しています。一方、サルコペニア、フレイルは高齢者の機能低下で可逆性があり、身体運動介入が重要である点がロコモと共通します。

　心臓、肺、腎臓などの疾患にもとづく内部障害でも、安静や廃用症候群などによる骨格筋の障害があるとともに、高齢者が多く、多疾患によりサルコペニア、フレイル、ロコモの合併も多く、身体運動介入が重要である点はまったく同じといえます。

　ロコモへの対処法は、運動器障害と移動機能低下の程度によって、自宅で行う予防、地域活動などでの予防、医療機関での治療に大別されます。自宅で行う予防であるロコモーショントレーニング（ロコトレ）は、ロコモ予防のための最小限かつ中心的な運動として推奨され、下肢筋力をつける「スクワット」と、バランス能力をつける「ダイナミックフラミンゴ（開眼片脚立ち）」からなります[1,2]。さらに、かかと上げの動作をくり返す「カーフレイズ」と、片脚を前方に振り出して腰を沈める「フロントランジ」の2種からなるロコトレプラスは、ロコトレに追加して行うとよい運動として推奨されています。

●スクワット[1,2)]

　簡単に行える訓練です。下肢筋力全体の強化に効果的であり、かつ膝の痛みが出にくいです。1回当たり10〜12秒かけて、5〜15回を1日2〜3セット行います。

①両脚を肩幅よりすこし広げて、つま先を30°程度外側に向けて立ちます。
②腰を後ろに引くように膝を曲げます。
③膝がつま先よりも前に出ないように、前傾姿勢でバランスをとります。手が前に出ても構いません。

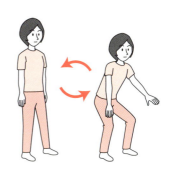

ダイナミックフラミンゴ（開眼片脚立ち）[1,2)]

　高齢者の障害の大きな原因の1つである転倒の防止に役立つ訓練です。右脚立ちと左脚立ちを交互にそれぞれ1分間行います。朝昼晩、1日3回行うのが原則です。片脚で1分間立てば、大腿骨頭にかかる力は両脚で立つときの2.75倍となり、大腿骨頭に加わる力でみると、53分間歩くことで得られる総負荷量（力）と同じくらいの効果があります。バランスを改善する訓練であるとともに、股関節周囲の骨の強度を増し、下肢筋力の増強にもなります。

①1分間、右脚で立ちます。
②次に、左脚で1分間立ちます。
③左右の脚で交互に行います。

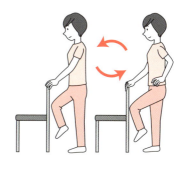

●カーフレイズ（かかと上げ）[1、2]

　10〜20回を1セットとして、1日1〜3セット行います。かかとを上げすぎるとバランスを崩す危険があるため、かかとはすこし浮かせる程度にしましょう。不安定な場合は、机や壁などに手をついて行います。

①両脚をやや開いて立ち、ゆっくりかかとを上げます。
②上げたかかとをゆっくり下ろします。

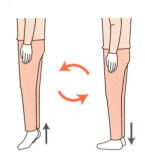

●フロントランジ[1、2]

　下肢全体の筋力強化に役立ちます。胸を張って、前傾しないように気をつけながら行います。5〜10回を1セットとして、1日1〜3セット行います。とくに高齢者はバランスを崩す危険があるため注意します。

①腰に両手をついて両脚で立ちます。
②片脚をゆっくり大きく前に踏み出します。
③大腿が床と水平になる程度に腰を深く下げます。
④体を上げて、踏み出した脚を元の位置に戻します。

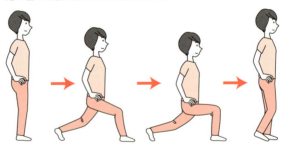

引用・参考文献

1) 石橋英明. ロコトレ. 日本医師会雑誌. 144（特別号1）, 2015, S12.
2) 石橋英明. ロコトレプラス. 前掲書1）, S13.

第6章 各種リハビリの特徴とポイント

7 運動の副作用～運動が「両刃の剣」である理由～

炎　症

●内臓脂肪は炎症の源

　前項まで運動の方法と効果を解説しましたが、運動時に気をつけるべきことがあります。まず運動不足の場合、食事で体内に取り込まれたエネルギーの一部は使用されず、内臓脂肪として体に溜まります。この内臓脂肪は、単なるエネルギーの貯蔵庫ではなく、「悪い脂肪」の貯蔵庫です。なぜなら、内臓脂肪は「悪いホルモン」を分泌するからです。

　たとえば内臓脂肪からは、全身の炎症をひき起こす有害なホルモン（TNF-αが代表的）が分泌されます。これらの有害なホルモンは、全身をめぐり、全身の炎症をひき起こします。炎症といっても痛みや熱を伴うわけではありませんが、炎症が持続すると、恐ろしいことに、血糖の調節不良（インスリンがうまくはたらかなくなって血糖値が上がる）、動脈硬化、神経の老化や機能異常、がんの増殖などにつながります。その結果、糖尿病になりやすくなるばかりか、脂質異常症や高血圧、心血管疾患、うつ、認知症、大腸がん、乳がんなどにもなりやすくなり、寿命を縮めるとされています。つまり、**内臓脂肪は炎症の源**というわけです。

　さらに悪いことに、**内臓脂肪が関係するこれらの疾患は、互いに影響し合っています**。たとえば糖尿病は、心血管疾患やアルツハイマー病、血管性認知症の代表的な危険因子です。また糖尿病は、うつを含む多くの重大な疾患をよく合併することが知られていますし、大腸がん、乳がん、膵臓がん、肝臓がんになる危険性も増やします。すなわち、これらのさまざまな疾患は、一見それぞれまったく違ったものに思えますが、じつは「運動不足が招く全身の炎症」と

いう共通の病態があるわけです。運動不足は、まさに多くの疾患の根源であり、非常にやっかいな悪者です。

●炎症を抑える筋肉のはたらき

一方、筋肉もホルモンを分泌する組織であることが近年あきらかになりました。しかも、筋肉から出るホルモン（インターロイキン-10、インターロイキン-6など）は、脂肪を分解したり、TNF-αなどの悪いホルモンに対抗して動脈での炎症を抑えたりする「よいホルモン」です。運動をすると、筋肉からこれらのよいホルモンが分泌されて、慢性的な炎症レベルが低下します。その結果、体内で炎症反応が起こっているときに血液中に現われる蛋白質であるC反応性蛋白（C-reactive protein；CRP）の値が低下し、血液を固める蛋白質であるフィブリノゲンの値や白血球数が低下します。

運動をすれば、内臓脂肪が減り、骨格筋が増えます。すなわち、内臓脂肪からの「悪いホルモン」が減り、骨格筋からの「よいホルモン」が増えるというわけです。要するに、適切な運動や身体活動は、**ホルモンの分泌状態を変え、炎症を改善し、ひいては動脈硬化やさまざまな疾患を予防する**わけです。

●強い運動は炎症を強める

「時間がないので、強い運動を短時間で行いたい」という人もいるのではないかと思います。しかし、寿命の延びる運動をお望みなら、強い運動をしてはなりません。マラソンやトライアスロンのような長時間に及ぶ強い運動のあとには、血液検査をしてみると、白血球数やCRP値、インターロイキン-1や筋肉の酵素であるクレアチンキナーゼ（creatine kinase；CK）などの値が、あきらかに増えています。この急性期の炎症反応は、運動量や筋肉の疲労度と関連し、筋肉がほてり、筋肉痛が何日も続きます。これは、強い運動が炎症を招くからです。極端な場合は筋肉が断裂してしまいます。これは要するに、**強い運動は、低〜中強度の運動とは反対の効果をもたらす**ことを意味します。

運動でも「過ぎたるはなお及ばざるがごとし」という先人の格言が生きています。つまり、運動なら何でも体によい、というわけでなく、**「自分に合った軽い運動」をすることが体にとって重要**です。

活性酸素

●「たくさん動く」はベストな運動か？

「活性酸素」や「フリーラジカル」という言葉を聞いたことがあるでしょうか。これらは、すぐそばにある細胞や組織に害を及ぼすため、「酸化ストレス」とも呼ばれます。がんや動脈硬化、慢性疾患、老化の原因となります。運動をすればするほど、また、その運動が激しければ激しいほど、体内の酸素消費量が高まって、活性酸素やフリーラジカルが多く発生します。若い健康な男性でも高強度の運動トレーニングを行うと、酸化ストレスが高まることが報告されています[1]。

一方、**低～中強度の運動では、むしろ酸化ストレスが減少する**という報告がほとんどです。これは、低～中強度の運動を習慣化すると、抗酸化能力が高まって、活性酸素やフリーラジカルの悪い影響を打ち消すからと考えられています。つまり、活性酸素の面からみても、やはり運動は無理のない強さの「自分に合った運動」を行うことがとても重要です。

低血糖

●運動により低血糖をひき起こす理由

長時間運動を行った場合、筋肉に貯蔵されているグリコーゲンが枯渇して低血糖をひき起こします。とくに空腹時に運動を行うと低血糖を起こしやすくなります。また、インスリンや経口血糖降下薬を使用している場合、それらの効果の強い時間帯に激しい運動を行うと低血糖を起こすことがあります。インスリン療法中の運動は、低血糖を避けるために、食後に行うことが原則です。運動によって血流が増え、インスリンの吸収速度が速くなることがあります。とくに腕や大腿のインスリン注射は運動によって吸収速度が速まるため、運動をするときには腹壁に注射するようにしましょう。

●運動前に低血糖／高血糖を認める場合の対処

また、運動を始める直前に血糖値が低いときには、ビスケットやクッキーな

ど糖分を含んだものを食べてから運動するようにしましょう。逆に空腹時血糖値が300mg/dLで尿ケトン体が陽性のときには、インスリン量を増やして尿ケトン体が陰性になるまで運動を控えます。

●運動を行う場合の注意点

さらに、長時間の運動、とくに激しい運動をするときには、あらかじめ十分なたんぱく質をとって、低血糖が起こってもすぐに対応できるように砂糖やブドウ糖、ブドウ糖を含むフルーツジュースやスポーツ飲料を用意しておきます。また、脱水が起こることもあるため、十分量の水分をとっておくと高血糖の予防にもなり、よいでしょう。

●運動後の注意点

運動をしたときは、翌朝まで低血糖に対する注意が必要です。運動後、数時間以上経った夜間の就寝中に低血糖を起こすことがあるからです。これは、運動によって薬やインスリンの効きがよくなるためで、低血糖を起こした場合はHbA1cやグリコアルブミンなどの値を参考に経口血糖降下薬やインスリンの投与量を減量します。

引用・参考文献

1) Powers, SK. et al. Exercise-induced oxidative stress: past, present and future. J. Physiol. 594 (18), 2016, 5081-92.

第7章

リハビリが続けられる！
効果的な励ましかた

第7章 リハビリが続けられる! 効果的な励ましかた

1 目標を共有する

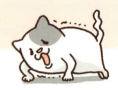

目標を共有することの大切さ

　リハビリテーションがうまく続かない要因の1つに、コンコーダンス不良があることを81ページ「第2章-11　コンコーダンスで効果アップ」で述べました。私が確立したコンコーダンスを高める方法 AIDE-SP2[1)]では、治療やリハビリテーションの内容と、患者・家族の有する問題を整理したうえで、患者・家族と十分に話し合って、同意が得られた内容でリハビリテーションメニューを作成します。つまり、患者と医療スタッフとで目標をきちんと共有することが、患者がリハビリテーションを継続していくうえでとても重要なわけです。

医療スタッフが陥りやすい誤り

　ただし、目標を共有するうえで気をつけなければならないことがあります。まず医療スタッフが陥りやすい誤りとして、「患者にとって何がいちばんよいかを、患者本人よりもよく知っている」と信じ込んでしまうことが挙げられます。こういう医療スタッフが関心をもっていることは、自分の考えかたを他人に押しつけることです。しかし、すべての人は、他人の権利を侵さない限り、自分の思いどおりに生きる権利があります[2)]。他人に生きかたを教える権利があると信じている人が思い違いをしていることはあきらかでしょう。また、患者が「こういう人の言うとおりにならなければならない」と思っているとしたら、患者もひどい思い違いをしていることになります。

　たとえば、「あまり無理をして歩きたくない。だけど、美術館で絵画鑑賞をしてみたい」という希望が患者にあったとしましょう。その場合、患者に歩行

練習を強制する医療スタッフがいるかもしれません。しかし実際は、患者を車いすにのせて美術館へ連れて行ってくれる人の手配と、車いすにのって絵画鑑賞をしていられるだけの体力を患者自身につけてあげさえすれば、それで済む話です。いつまでも無理をして歩行練習を行うか、さっさと車いすで美術館へ行ってしまうかのどちらを選ぶかは、患者しだいで構わないはずです。つまり、リハビリテーションメニューをつくるうえで、**患者には「私はそれをしたくありません」とはっきり断る権利もある**ことを、患者に伝えておく必要があると思います。

患者が陥りやすい誤り

　一方、患者が陥りやすい誤りは、「麻痺がよくなったら歩く練習をしたい」「息切れがなくなったら動いてみたい」という非現実的な期待が強すぎて、現実的にすぐに動こうとしないことです。いったん非現実的な期待を抱くと、それが現実になるのをひたすら待つようになります。しかし、夢が自動的に実現するのを待っているあいだに、廃用症候群がどんどん進んでしまい、重要な年月が過ぎ去り、本当の人生の可能性を取り逃がしてしまいます。そうなった場合、人はどうしても被害者意識をもちやすいですが、じつは自分で自分を被害者にしてしまっているわけなのです。結果は、最終的には患者自身が背負わなければならないものです。非現実的な期待をもてばもつほど、患者は不幸になっていきます。非現実的な期待をもつよりも、**現実的に適切な行動を起こすことが重要**であり、医療スタッフには患者が適切な行動を起こせるよう支援していくかかわりが求められます。

引用・参考文献

1) 上月正博編. 重複障害のリハビリテーション. 東京, 三輪書店, 2015, 584p.
2) ジェリー・ミンチントン. うまくいっている人の考え方. 完全版. 弓場隆訳. 東京, ディスカヴァー・トゥエンティワン, 2013, 240p, (ディスカヴァー携書).

第7章 リハビリが続けられる！効果的な励ましかた
2 熱く励ます

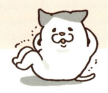

医療スタッフの熱意が患者に与える影響

　私は、体重244kgから119kgまでの減量に成功した患者に、「そんなにきちんと減量できる人が、なぜそこまで太ってしまったのですか？」と単刀直入に尋ねたことがあります。患者の答えは、「医療スタッフが『この人に食事療法を指導しても無駄だな』という冷たい視線で太ってしまった私を見てくるので、見放されたような気分になって、ずるずる太っていってしまった」とのことでした。そこで私は続けて、なぜ私のところではうまく減量できたのかを尋ねました。すると、「主治医の先生をはじめ、医療スタッフのみなさんがみんな親切で、親身になって話を聞いてくれるし、毎週の総回診でもかならず励ましてもらえたので、『がんばってみよう』という気になれました」とのことでした。主治医をはじめ医療スタッフが、毎日、親身になって対応したり、毎週の総回診のたびに私が「1週間で4kgも減量できたなんて、がんばりましたね！ この調子で続けましょう！」と、心底驚きながら励ましたりしたことが、患者本人の強い意志を後押ししていたのでした。このエピソードから、熱く励ますことがいかに重要かがわかっていただけたのではないでしょうか。

たとえ間違いを犯しても、その人を見捨てない

　超肥満患者に限らず何らかの障害のある患者は、「食事制限を守れなかった」「禁煙できなかった」など、「私は失敗を犯した」という敗北感を抱いている人が少なくありません。それにもかかわらず、医療スタッフのほうが、万が一にも「患者の自業自得だ。指導しても効果はないだろう」などと思うようなら、けっ

してリハビリテーションはうまくいきません。私たちは本来、完全な洞察力をもって生まれてきたわけではありません。成長し知恵を身につけてはじめて、自分が過去にとった行動が不適切だったと気づきます。患者は、不完全な人間であるために間違いを犯してきたかもしれませんが、それは誰でも同じことです。人は生きている限り、多かれ少なかれ愚かな間違いを犯すものです。しかし、無知や経験不足が原因で間違いを犯したからといって、ダメな人間だというわけではありません。人は間違いを犯すこともありますが、そのたびに洞察を深めて人間的に成長していけばよいのです。したがって、**医療スタッフは、患者や家族の絶対的な味方であるべき**です。熱く励ますように心がければ、患者のコンプライアンスもきっと向上します。

間違うことは学習するということ

間違いを気にしないということは、リハビリテーションの実際の場面でも非常に重要です。なぜなら人は、間違いながら起居動作を身につけていくものだからです。たくさんのことをできるようになるためには、たくさん間違わなければなりません。間違いを恐れていては、新しいことを学ぶ機会は増えていきません。患者にも病院にいるあいだにたくさん間違えてたくさん身につけてもらわなければ、間違わない安全なリハビリテーションを退院後に実行することはできないのです。

患者ができたときにはその場ですぐに褒めよう

　患者ががんばったときやうまくリハビリテーションができたときには、医療スタッフはそれを患者本人にすぐに伝えましょう。「何かができた人はそれを自覚しているはずだから、今さら褒めたところで意味がない」と思う人もいるかもしれません。しかし、能力、技術、熟達度に関係なく、どんな人でも、「がんばりましたね」「いい仕事（リハビリテーション）をしましたね」と言われることが好きなのです。人は誰でも、自分の価値を認められれば、「よし、もっとがんばろう」という気持ちになるものです。

第7章 リハビリが続けられる！効果的な励ましかた

3 家庭環境や職場環境に配慮する

身体機能の障害のみが障害ではない

　脳卒中片麻痺の患者のリハビリテーションをしていてよく思うことがあります。麻痺がかなりよくなっても、「一人暮らしの家に戻るのはたいへんだ」と浮かない顔をしている患者もいれば、重度の麻痺が残って自分で身の回りのことはほとんどできないのに、「そのままでよいから早く家に戻ってきて」と孫たちから言われてニコニコ顔の患者もいるのです。障害は、身体機能の障害のみを指すのではありません。家庭環境や職場環境なども障害には大きく関与します。

視点を変えることで価値は変わる

　私たちはとかく、物事や状況、周囲の人々を「よい」か「悪い」かのどちらかに振り分けようとする傾向があります[1]。しかし、それらは本来、どちらでもありません。自分なりの解釈をするから、「よい」「悪い」と思えてくるだけなのです。「100パーセントよいこと」や「100パーセント悪いこと」は存在しません。**どの視点から見るかで、どんなことにもよい面と悪い面がある**のです。次の例を見れば、それが単なる視点の問題にすぎないことがわかるでしょう。

《状況1》一人暮らしである
・一人暮らしの状況を「悪い」と思うネガティブな人は、「寂しいし、孤独死するのではないか不安」と考える
・一人暮らしの状況を「よい」と思うポジティブな人は、「他人に気兼ねなく、自由に過ごせそう」と考える

《状況2》多くの孫と同居している

- 多くの孫と同居する状況を「悪い」と思うネガティブな人は、「うるさいし、お小遣いをたくさんせびられそう」と考える
- 多くの孫と同居する状況を「よい」と思うポジティブな人は、「寂しくないし、将来は介護してもらえそう」と考える

　以上のように、ある人にとっては悪いことも、別の人にとってはよいことになりうるのです。誰の利益にもならないほど悪い出来事や状況は存在しませんし、すべての人の利益になるほどよい出来事や状況も存在しないものです。**視点によって価値が変わる**わけですから、どうせなら「悪い」ではなく「よい」と考えられるよう、患者を支援しましょう。誰にでも、**自分が選ぶ思考の種類に応じて、人生を快適にするか、不快にするか**の2つの選択肢があります[1]。自分の人生のネガティブな側面ばかりに目を向けてはいけません。物事がどれほど悪いように見えても、ポジティブな側面をかならず見つけることができるはずです。どんな困難な状況でも、ポジティブな側面がきっと見つかります。あるいは、「よい」と思えるよう工夫することもできます。独居高齢者の孤独死の不安への取り組みがその一例です。現代は、独居高齢者の自宅にウェブカメラを取りつければ、離れた場所に暮らす家族がいつでもスマートフォンで高齢者の生活状況を確認できます。また、警備会社のサービスなどに依頼すれば、画像や赤外線センサーなどで高齢者の無事が確認でき、万一の場合には、独居高齢者の自宅に緊急訪問をしてもらえるようなシステムもできています。

引用・参考文献

1) ジェリー・ミンチントン. うまくいっている人の考え方. 完全版. 弓場隆訳. 東京, ディスカヴァー・トゥエンティワン, 2013, 240p, (ディスカヴァー携書).

第7章 リハビリが続けられる！効果的な励ましかた
4 患者と家族をとにかく褒める

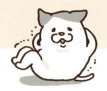

褒めることで状況改善の基盤をつくる

　超肥満の患者が100kg以上も減量できたのは、医療スタッフから褒められたことが要因として大きいことはすでに186ページで述べました。また、前項では家庭環境や職場環境に配慮することの重要性を述べましたが、患者本人の意識を変え家庭環境や職場環境を改善するためには、とにかく患者と家族を褒めることで、コンプライアンスを上げることが必要条件になります。

幸せを待つ姿勢では幸せになれないわけ

　私たちは、現在の幸せを楽しもうとせず、何らかの出来事が起こるまで幸せになるのを延期する傾向があります[1]。たとえば、「私は……を手に入れれば幸せになれる」「私は……をできるようになれば幸せになれる」という具合です。新しい物品や仕事、地位、人間関係などを手に入れることを条件に、自分の幸せを決めているわけです。しかし、このような姿勢では、あまりうまくいかないことが多いです。なぜなら、目標が得てして現実離れしており、達成できないことが多く、その現実に失望するからです。

誰でもない、今の"自分"を褒める

　幸せかどうかは、本人の心の持ちかたで決まります。人は、自分に障害がある場合、ほかの健常な人や健常であった過去の自分とどうしても比較しがちです。他人と競争を続ける限り、いつかは負けてしまいますし、障害が出てしまっ

てからは負けやすくなるのも否めません。しかし、なぜ人は自分の価値を他人との比較で判断してしまうのでしょうか。負けて気分がよくなる人など一人もいないでしょう。競争は無視するのが得策です。「勝っても負けても、自分はつねに価値のある人間だ」と、発想を変える必要があります。さらに、目標を実現する過程を楽しむことも大切です。患者がその過程にいる自分自身を褒められるよう、医療スタッフ側からはたらきかけましょう。あるいは、家族に患者を褒めてもらうのもよいでしょう。

　「私は価値のない人間だ」というようなことを医療スタッフに言いたがる患者もいます。これも、他人との比較で自分自身を見ているからです。他人が何と言おうと、自分自身の価値を決定する絶対的な基準はありません。自分でその人の意見に同意しない限り、劣等感をもたせることは誰にもできないのです。自分のどんなところも、他人との優劣を決める基準にはなりません。**自分に向かって自分のことを話すときは、つねにポジティブな言葉を使う**よう患者に指導しましょう。

引用・参考文献

1) ジェリー・ミンチントン. うまくいっている人の考え方. 完全版. 弓場隆訳. 東京, ディスカヴァー・トゥエンティワン, 2013, 240p, （ディスカヴァー携書）.

第7章 リハビリが続けられる！効果的な励ましかた

5 役割や趣味をもってもらう

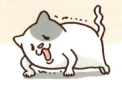

患者が継続できることを目指したかかわり

　リハビリテーションは継続することが重要です。リハビリテーションで機能がよくなっても、退院してから安静にしていては、元の木阿弥で廃用症候群になり、障害が戻ったり、むしろ増えたりしてしまいます。

　リハビリテーションを患者に退院後にも自主的に継続してもらうには、患者と医療スタッフとで共通の目標をもつことが重要です。自主トレーニングのメニューは、患者が「安全かつ苦痛なく行えるもの」でなくてはなりません。そのために、医療スタッフがかかわるあいだは、患者が安心して何度も失敗しながら、患者が「安全かつ苦痛なく行えるもの」を増やしていく必要があります。

　入院中のリハビリテーションメニューは、将来、自宅で行える自主トレーニングを基本とします。そのため、在宅へとつながらない特殊器具を用いた訓練や、医療スタッフがいないとできない複雑なメニューを、入院中に患者に提示することはあまりお勧めできません。

役割や趣味の実現に向けた現実的な訓練を

　ただ、ここでもう1つ大事なことは、リハビリテーションを何のために行っているのかを考えることです。リハビリテーションは、単に立つ練習や歩く練習をするというような動作改善のみが目的ではありません。立つ練習や歩く練習を通じて、最終的に患者の役割や趣味が実現できるようにしていくことです。退院後の患者の役割や趣味を想像して、それに向けた訓練を行うようにしましょう。そうすれば、患者も前向きに継続してくれるように思います。

私がかかわった透析患者のなかには、「将来、社交ダンスをもう一度できるようになりたい」「山歩きをしたい」「勤務先へ自転車で通勤したい」という具体的な趣味や生活目標を掲げて透析中の運動療法をがんばった前向きな患者がいます。そのような具体的な趣味や生活を目標にすると、どういう運動療法を、いつまでどの程度行えばよいかが具体的になり、患者のリハビリテーションの継続意欲が俄然高まります。目的達成のために足りない体力を補うために、変速機つき自転車や電動機つき自転車を用いるべきかという環境調整の必要性の有無も具体的になります。

　患者自身、リハビリテーション開始時には、失った機能がどの程度回復するか不明であり、役割や趣味の目標を聞かれても、困ることが少なくありません。たとえば、すぐに達成できるあまりに小さな目標であったり、逆にまず達成できない現実離れした大きすぎる目標であったりします。そこを調整して、ある程度がんばることで実現できそうな現実的な役割や趣味を目標として選ぶのを手助けすることも、リハビリテーションに携わる医療スタッフの役目です。

　そして、いったん目標を達成したら、患者と相談してもう一回り大きな役割や趣味を目標にもってもらいましょう。これらの過程を通じて、患者はリハビリテーションを自主的に、しかも楽しみながら継続していくことになるのです。

　リハビリテーションのゴールは、退院時の状態を維持することにあるのではないことがおわかりでしょう。リハビリテーションにかかわる医療スタッフは、患者の役割や趣味の獲得に単に手を貸しているにすぎません。リハビリテーションにかかわる医療スタッフのひそかな楽しみは、ひさしぶりに外来で患者に会う際の患者の役割や趣味が、想像以上に大きなものになっていることを見ることです。そして、患者・家族の笑顔を見ることです。これこそが、リハビリテーションに携わる医療スタッフの勲章であると思っています。

第8章

リハビリの使命

第8章 リハビリの使命

1 リハビリで本来の生活を取り戻す

リハビリテーションの効果

　リハビリテーションでの障害や廃用症候群の予防・治療の先には、本来の人間らしい生活が待ち受けています。すなわちリハビリテーションは、患者が楽しく長生きするための手軽な道具です。もちろん長い人生ですから、途中でいろいろな不調が生じ、重大な疾患にかかることもあるかもしれません。しかしその場合でも、**リハビリテーションはつねに医療の基本**にあります。本書の最後に、リハビリテーションがもたらす効果を再度おさらいしておきましょう。

●生活ができるようになる

　たとえ疾患に罹患しても、医師の指導の下で適切な強度のリハビリテーションを正しく行えば、患者は元の生活へ戻ることができます。本書で紹介したように、息切れがして歩けなかった呼吸器疾患の患者や心臓疾患の患者、フラフラしてうまく歩けなかった透析患者が、リハビリテーションによって元気になった多くの実例があります。リハビリテーションを行わないことで、「肺炎は治ったけれど、歩けなくなった」「骨折は治ったけれど、認知症になってしまった」という患者を生み出すことはもうやめにしましょう。

●仕事に戻れるようになる

　リハビリテーションを行うことで、社会に復帰したり仕事に戻ったりすることは、不可能でも何でもありません。復職の可能性は、そのときどきの景気や勤務先の経営状態に影響されることもありますが、患者の元気・活力が戻りさえすれば、勤務先もこれまでの実績のある人をそう簡単に見捨てたりはしないはずです。復職をして税金を納められるようになれば、まだまだ活力のある人生が待っています。

もちろん、仕事に戻れないからといって、人間としての価値が失われるわけでもありません。その場合、何かをできることに価値を置くのではなく、自分が生きていることにこそ価値があるのだと考え、そのうえでできることをすればよいのです。孫のいる患者の場合、その患者は、孫にとっては、生きていてくれるだけでもう立派なおじいさん、おばあさんでしょう。

●治らなくても元気を保つ

　衛生状態がよくなった現代においては、水や糞便をとおして感染する赤痢やコレラ、腸チフスなどの急性疾患にかかる人は極端に少なくなりました。その一方で、糖尿病や高血圧、脂質異常症などの慢性疾患、いわゆる生活習慣病が蔓延するようになりました。これらの慢性疾患は、その名のとおり慢性に経過し、完治することはまれです。しかし、リハビリテーションは、「治らなくても元気を保つ医療」です。リハビリテーションは、慢性疾患患者が動かないことで動脈硬化が進行し、心筋梗塞、心不全、脳卒中、慢性腎臓病などを合併するのを予防します。すなわち、新しいリハビリテーションは、予防医学の役割まで果たしているのです。

●QOL を改善し、寿命も延ばす

　これまで医学・医療は、「寿命の延長」を目的に発展してきました。また、障害をもたらす疾患にかからないよう注意することで、「健康寿命の延長」をも目指してきました。一方、リハビリテーション医学・医療は、疾患がもたらす機能障害や能力障害、社会的不利を、可能な限り克服して軽減すること、言い換えれば「生活の質（QOL）の改善」を主目的に発展してきました。最近では、リハビリテーションが、「QOL の改善」のみならず「寿命および健康寿命の延長」にも効果があることがあきらかになってきました。すなわち、新しいリハビリテーションは、「QOL を改善して寿命も延ばす医療」、つまり「医療の王道」になったといえるのです[1, 2]。

●ローリスク、ローコスト、ハイリターン

　リハビリテーションにはあまり費用がかかりません。いったん安全な方法が身につけば、患者自身が自主トレーニングできる場合が少なくありません。すなわち、リハビリテーションは、ローリスク、ローコスト、ハイリターン（安全で、安価で、効果が高い）という理想的な医療です。自分一人で運動を継続

することはなかなかむずかしいため、日にちを決めて運動教室やジムに通うなど、「他人の監視下にあるリハビリテーション」から始める、というのも1つの方法です。家族の応援を得るなどの方法も考えられます。患者自身が主役なのですから、患者にとって楽しく、続けやすいものは何かを試行錯誤して探していくとよいでしょう。

引用・参考文献

1) 上月正博編. 重複障害のリハビリテーション. 東京, 三輪書店, 2015, 584p.
2) Kohzuki, M. et al. A Paradigm Shift in Rehabilitation Medicine : From "Adding Life to Years" to "Adding Life to Years and Years to Life". Asian Journal of HUMAN SERVICES. 2, 2012, 1-7.

第8章 リハビリの使命

2 リハビリは患者への「最高のギフト」

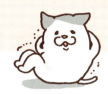

リハビリテーション診療が目指すもの

　これまで患者や家族から見たリハビリテーションの有用性を中心にお伝えしてきましたが、本稿では医療スタッフへの応援メッセージを記してみたいと思います。

　第1章にも書きましたが、私はもともと内科専門医でした。当時、内科医として「最高レベルの治療をしてきた」と自負していましたが、リハビリテーションの効果があまりにも絶大であり、「これまで何をしていたのか」と大きな衝撃を受け、リハビリテーション科専門医に転向しました。

　一般診療とリハビリテーション診療の大きな違いは、一言で言えば、国際生活機能分類（international classification of functioning；ICF）のどの因子にかかわるかが異なるという点です。一般診療ではICFで定められている「心身機能・身体構造」に対してアプローチすることがほとんどである一方、リハビリテーション診療では「心身機能・身体構造」「活動」「参加」「健康状態」「環境因子」「個人因子」の6分野すべてにアプローチします。患者や家族からすれば、「参加」が拡大してくれればくれるほど大助かりなわけですから、リハビリテーションにかかわる医療スタッフが感謝されることはいうまでもありません。

患者・家族と医療スタッフを幸せにする最高のギフト

　医学・医療は日進月歩です。再生医療が進み、傷んだ臓器を入れ替えて障害を減らしたりなくしたりすることも、将来的には夢ではないかもしれません。

私自身も、そのような夢の一日も早い実現を願っています。私の生きているうちにそのような医療技術が実現されれば、ぜひ私も利用したいと思っています。
　ただ、それが実現するまでは、今みなさんの目の前にいる障害をもった多くの患者やその家族は、さまざまな悩みを抱えて暮らさざるをえないのが現実です。読者のみなさんが、「心身機能・身体構造」「活動」「参加」「健康状態」「環境因子」「個人因子」の６分野すべてにアプローチするように発想の転換を図り、本書でお伝えした簡単なリハビリテーション技術を用いるようになれば、患者や家族は喜びます。私たちが患者へ贈ることのできる「最高のギフト」がリハビリテーションであるわけです。
　また、リハビリテーションを行うことで、読者のみなさんの医療人としての商品価値が上がるとともに、患者や家族の笑顔が増えることで、職業人としての生きがいも増していくと思います。まさによいことずくめのリハビリテーションを、みなさんもぜひ今日から取り入れてください。今からでも遅すぎることはありません。

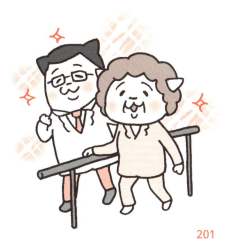

おわりに

　本書は、リハビリテーションをまったくご存じない方でも、読後ただちに無理のない安全なリハビリテーションを患者に実施していただける、内部障害リハビリテーションの指南書です。運動療法やリハビリテーションの基本的な考えがきわめて有意義であること、運動療法やリハビリテーションの基本技術はけっしてむずかしいものではなく、明日からの診療・看護・介護で取り入れられるものが多いことを理解いただけたと思います。

　超高齢社会を迎え、また致死性疾患からの救命率が向上し、現代社会ではさまざまな機能障害や慢性疾患を抱えたままの人が増加しています。「トータルに患者を診る」ことの重要性はいうまでもありませんが、高齢患者や障害を抱える患者が多くなった現場においてトータルに患者を診るということは、患者の生活機能・運動機能の把握やその改善も期待されるわけです。つまり、診療・看護・介護にはリハビリテーションの考えかたがセットで盛り込まれるべき時代になりました。

　しかし、リハビリテーション医学を取り巻くわが国の教育環境はけっして恵まれたものではありません。それどころかとても劣悪です。

　学生時代や研修時代にきちんとリハビリテーションを学ぶ機会がある医療スタッフは少なく、診療・看護・介護の現場で重要なはずの、患者の生活機能・運動機能にいまだに関心の薄い医療スタッフが少なくありません。また、医療スタッフが生活機能・運動機能の重要性を把握していても、それらを改善すべきリハビリテーション技術をもたないために、多くの患者・家族が困ったままの状況にあります。急性期病棟や一般病棟にもリハビリテーションの必要な患者は山ほどいます。しかし、リハビリテーション科医が少ないために、その普及に手が回りません。その結果、一般病棟や外来から多くの廃用症候群患者が生まれています。

そこで、読者のみなさんにぜひリハビリテーションを実践してもらいたいのです。もちろん、複雑かつ重度な障害に対するリハビリテーションは、リハビリテーション科専門医に紹介してもらってかまいません。読者のみなさんは、単純かつ軽度な障害に対するリハビリテーションを、診療・看護・介護に取り入れるだけでよいのです。そうすることが、わが国の医療・看護・介護を劇的に好転させ、病院から地域までシームレスなリハビリテーションシステムを確立することにつながります。

　リハビリテーションに関して相談したい場合は、リハビリテーション科専門医や、大学病院・市中病院のリハビリテーション科医局に連絡してください。また、日本リハビリテーション医学会や日本心臓リハビリテーション学会、日本腎臓リハビリテーション学会、日本呼吸ケア・リハビリテーション学会などのホームページも参考になるでしょう。

　本書の出版にあたっては、メディカ出版編集部の田中習子さんにたいへんお世話になりました。この場を借りて厚く御礼申し上げます。

　本書をねころんで読み終えたら、今度は起きて行動する時間です！本書をきっかけに、みなさんの力でリハビリテーションを享受できる患者や家族が一人でも増えれば、著者としてこれに勝る喜びはありません。同時に、リハビリテーションが読者であるみなさん自身の存在価値をも高める「最強の味方」になってくれることをお約束いたします。

東北大学病院リハビリテーション部長／
東北大学大学院医学系研究科内部障害学分野教授
上月 正博

INDEX 索引

数字・欧文

6MWT	111
6分間歩行試験	111
ADAS-cog	70
ADL基本動作訓練	135
AIDE-SP2	82
BI	103
BMI	107
CGA7	100
CKD	50
CONUT法	108
COPD	32
DXA	17
EQ-5D	104
FIM	103
FITT	150
Fontaine分類	61
GDS-15	103
GNRI	108
HDS-R	102
IADL	103
ICF	106
MCI	68
MMD	36
MMSE	102
NAFL	55
NAFLD	54
NASH	55
PAD	61
PEW	118
SPPB	110
vitality index	102

ア行

アームレッグクロスレイズ	172
足振りランジ	175
アルツハイマー型認知症	69
維持期心臓リハビリテーション	160
ウォーキング	152
運動処方の4因子	150
運動負荷試験	110
運動不足のリスク	13
栄養評価法	107
栄養療法	107
エルゴメータ	111
炎症	179

カ行

カーフレイズ	178
開眼片脚立ち	177
介助方法	143
階段昇降	142, 163
一時の呼吸法	164
活性酸素	181
間歇性跛行	61
肝硬変	56
肝臓機能障害	54
冠動脈疾患	32
機能障害	100
機能的自立度評価法	103

急性期心臓リハビリテーション	158	心臓リハビリテーション	44
局所性骨萎縮	66	腎臓リハビリテーション	51
筋萎縮	133	身体障害	29
―予防	133	―者数	30
筋蛋白の合成	117	心不全	32
筋肉量	10	腎不全	33
筋力	10	スクワット	174, 177
軽度認知障害	68	ステップ運動	153
原発性サルコペニア	18	生活機能	105
後期回復期心臓リハビリテーション	159	全介助	143
拘縮	132	前期回復期心臓リハビリテーション	159
―の起こりやすい部位	65	タ 行	
―予防	132	ダイナミックフラミンゴ	177
高齢者栄養リスク指標	108	多要素認知プログラム	70
高齢者総合機能評価簡易版	100	超高齢社会	36
呼吸リハビリテーション	47	強い息切れ	164
国際生活機能分類	106	低血糖	181
骨萎縮	66	糖質制限ダイエット	125
コンコーダンス	81	透析中の運動療法	79
サ 行		トータルケア	15
サルコペニア	17	トレッドミル	61, 111, 154
酸化ストレス	181	ナ 行	
自覚的運動強度	151	内部障害	29
自転車エルゴメータ	154	ニーツーチェスト	173
脂肪性肝疾患	54	二次性サルコペニア	18
重複障害	36	二重エネルギーエックス線吸収法	17
―リハビリテーション	36	入院によるリスク	22
手段的日常生活動作	103	認知症	68
食事記録	122		

INDEX 索引

ハ行

バーセルインデックス	103
廃用症候群	11
廃用性筋萎縮	65
廃用性骨萎縮	66
長谷川式スケール	102
バックキック	174
パニック時の呼吸	165
非アルコール性脂肪肝	55
―炎	55
非アルコール性脂肪性肝疾患	54
ヒップリフト	173
肥満度分類	107
部分介助	144
フリーラジカル	181
フレイル	18
―・サイクル	116
―の診断基準	20
プレフレイル	20
フロントランジ	178
平均歩数	13
平地歩行	162
包括的呼吸リハビリテーション	90
包括的心臓リハビリテーション	89
包括的リハビリテーション	32
歩行補助	141
保存期慢性腎臓病	120
ボディマス指数	107
ボルグ指数	151

マ行

マスター2階段負荷試験	111
末梢動脈疾患	61
慢性腎臓病	50
慢性心不全	44
―に対する運動療法の効果	45
慢性閉塞性肺疾患	32
ミニメンタルステート検査	102
無痛性心筋虚血	112
物の運搬	163

ヤ行

有酸素運動	72, 151

ラ行

リハビリテーション	14, 27
レッグレイズ	173
老化	10
老年期うつ病評価尺度15	103
ロコモーショントレーニング	176
ロコモティブシンドローム	176

著者紹介

上月正博（こうづき・まさひろ）
東北大学病院リハビリテーション部長／
東北大学大学院医学系研究科内部障害学分野教授

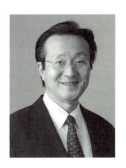

[略歴]
1956年　　　　山形市生まれ
1981年　3月　東北大学医学部卒業
1987年　3月　メルボルン大学内科招聘研究員
1991年　1月　東北大学医学部附属病院助手（第二内科、理学診療科）
1997年　5月　東北大学医学部附属病院講師
2000年　4月　東北大学大学院医学系研究科障害科学専攻内部障害学分野教授（〜現在）
2000年　4月　東北大学病院内部障害リハビリテーション科長（〜現在）
2002年　4月　東北大学病院リハビリテーション部長（〜現在）
2008年　4月　東北大学大学院医学系研究科障害科学専攻長（〜2015年）
2010年　4月　東北大学大学院医学系研究科先進統合腎臓科学教授（〜現在）

[資格]
リハビリテーション科専門医／総合内科専門医／腎臓専門医／高血圧専門医／心臓リハビリテーション認定医／心臓リハビリテーション認定指導士／呼吸ケアリハビリテーション指導士／摂食嚥下リハビリテーション認定士

[学会活動]
Asian Society of Human Services理事長／日本腎臓リハビリテーション学会理事長／日本リハビリテーション医学会副理事長／日本心臓リハビリテーション学会理事／日本運動療法学会理事／東北大学医師会副会長
を歴任

[著書]
イラストでわかる患者さんのための心臓リハビリ入門（2012年、中外医学社）
「安静」が危ない！1日で2歳も老化する！：「らくらく運動療法」で病気を防ぐ！治す！（2015年、さくら社）
一般内科医のためのそうだったんだ！リハビリテーション：治療にリハビリを取り入れる方法を教えます（2016年、文光堂）
など多数

[テレビ出演]
NHK『きょうの健康』『あさイチ』『ここが聞きたい！名医にQ』『チョイス@病気になったとき』『ためしてガッテン』など

本書は小社発行の雑誌『透析ケア』第23巻（2017年）4号〜9号に掲載された連載「目からウロコの新しいリハビリの話〜内部障害リハビリ〜」をまとめ、大幅に加筆修正し、単行本化したものです。

ねころんで読める新しいリハビリ
―内部障害リハビリテーションの驚くべき効果

2018年7月10日発行　第1版第1刷
2019年4月10日発行　第1版第2刷

著　者　上月　正博（こうづき　まさひろ）
発行者　長谷川　素美
発行所　株式会社メディカ出版
　　　　〒532-8588
　　　　大阪市淀川区宮原3-4-30
　　　　ニッセイ新大阪ビル16F
　　　　https://www.medica.co.jp/

編集担当　田中習子
編集協力　加藤明子
装　　幀　神原宏一
本文イラスト　藤井昌子／福井典子
印刷・製本　株式会社廣済堂

© Masahiro KOHZUKI, 2018

本書の複製権・翻訳権・翻案権・上映権・譲渡権・公衆送信権（送信可能化権を含む）は、（株）メディカ出版が保有します。

ISBN978-4-8404-6540-3　　Printed and bound in Japan

当社出版物に関する各種お問い合わせ先（受付時間：平日9：00〜17：00）
●編集内容については、編集局 06-6398-5048
●ご注文・不良品（乱丁・落丁）については、お客様センター 0120-276-591
●付属のCD-ROM、DVD、ダウンロードの動作不具合などについては、
　デジタル助っ人サービス 0120-276-592